国家卫生健康委员会"十三五"规划教材

全国高等学历继续教育（专科）规划教材

供护理学类专业用

护理心理学

第 4 版

主　编　曹枫林

副 主 编　曹卫洁　张殿君

人民卫生出版社

国家卫生健康委员会"十三五"规划教材

全国高等学历继续教育（专科）规划教材

供护理学类专业用

图书在版编目（CIP）数据

护理心理学 / 曹枫林主编 . —4 版 . —北京：人民卫生出版社，2018

全国高等学历继续教育"十三五"（护理专科）规划教材

ISBN 978-7-117-26047-3

I. ①护… II. ①曹… III. ①护理学 – 医学心理学 – 成人高等教育 – 教材 IV. ①R471

中国版本图书馆 CIP 数据核字（2018）第 040137 号

| 人卫智网 | www.ipmph.com | 医学教育、学术、考试、健康，购书智慧智能综合服务平台 |
| 人卫官网 | www.pmph.com | 人卫官方资讯发布平台 |

护理心理学
第 4 版

主　　编：曹枫林

出版发行：人民卫生出版社（中继线 010-59780011）

地　　址：北京市朝阳区潘家园南里 19 号

邮　　编：100021

E - mail：pmph @ pmph.com

购书热线：010-59787592　010-59787584　010-65264830

印　　刷：保定市中画美凯印刷有限公司

经　　销：新华书店

开　　本：850×1168　1/16　印张：12

字　　数：300 千字

版　　次：2000 年 7 月第 1 版　　2018 年 4 月第 4 版
　　　　　　2022 年 6 月第 4 版第 4 次印刷（总第 37 次印刷）

标准书号：ISBN 978-7-117-26047-3/R·26048

定　　价：35.00 元

数字负责人　曹枫林

编　　　者（以姓氏笔画为序）

　　　许　燕 / 首都医科大学燕京医学院

　　　杨秀木 / 蚌埠医学院护理学系

　　　张殿君 / 牡丹江医学院公共卫生学院

　　　赵　静 / 山东大学第二医院

　　　徐　娜 / 滨州医学院护理学院

　　　曹卫洁 / 海南医学院护理学系

　　　曹枫林 / 山东大学护理学院

第四轮修订说明

随着我国医疗卫生体制改革和医学教育改革的深入推进，我国高等学历继续教育迎来了前所未有的发展和机遇。为了全面贯彻党的十九大报告中提到的"健康中国战略""人才强国战略"和中共中央、国务院发布的《"健康中国 2030"规划纲要》，深入实施《国家中长期教育改革和发展规划纲要(2010-2020 年)》《中共中央国务院关于深化医药卫生体制改革的意见》，贯彻教育部等六部门联合印发《关于医教协同深化临床医学人才培养改革的意见》等相关文件精神，推进高等学历继续教育的专业课程体系及教材体系的改革和创新，探索医药学高等学历继续教育教材建设新模式，经全国高等学历继续教育规划教材评审委员会、人民卫生出版社共同决定，于 2017 年 3 月正式启动本套教材护理学专业(专科)第四轮修订工作，确定修订原则和要求。

为了深入解读《国家教育事业发展"十三五"规划》中"大力发展继续教育"的精神，创新教学课程、教材编写方法，并贯彻教育部印发《高等学历继续教育专业设置管理办法》文件，经评审委员会讨论决定，将"成人学历教育"的名称更替为"高等学历继续教育"，并且就相关联盟的更新和定位、多渠道教学模式、融合教材的具体制作和实施等重要问题进行了探讨并达成共识。

本次修订和编写的特点如下：

1. 坚持国家级规划教材顶层设计、全程规划、全程质控和"三基、五性、三特定"的编写原则。

2. 教材体现了高等学历继续教育的专业培养目标和专业特点。坚持了医药学高等学历继续教育的非零起点性、学历需求性、职业需求性、模式多样性的特点，教材的编写贴近了高等学历继续教育的教学实际，适应了高等学历继续教育的社会需要，满足了高等学历继续教育的岗位胜任力需求，达到了教师好教、学生好学、实践好用的"三好"教材目标。

3. 本轮教材从内容和形式上进行了创新。内容上增加案例及解析，突出临床思维及技能的培养。形式上采用纸数一体的融合编写模式，在传统纸质版教材的基础上配数字化内容，以一书一码的形式展现,包括PPT、同步练习、图片等。

4. 整体优化。不仅优化教材品种,还注意不同教材内容的联系与衔接,避免遗漏、矛盾和不必要的重复。

本次修订全国高等学历继续教育"十三五"规划教材护理学专业专科教材10种,将于2018年出版。

第四轮教材目录

序号	教材品种	主编	副主编
1	护理学导论(第3版)	张金华	夏立平　张涌静　沈海文
2	护理管理学(第4版)	郑翠红　张俊娥	韩琳　马秀梅
3	护理心理学(第4版)	曹枫林	曹卫洁　张殿君
4	健康评估(第3版)	桂庆军	王丽敏　刘蕾　李玉翠
5	内科护理学(第4版)	魏秀红　任华蓉	杨雪梅　李红梅　罗玲
6	外科护理学(第4版)	芦桂芝　韩斌如	崔丽君　郑思琳　于亚平
7	妇产科护理学(第4版)	柳韦华　郭洪花	刘立新　吴筱婷
8	儿科护理学(第4版)	仰曙芬	高凤　薛松梅
9	急危重症护理学(第3版)	刘雪松	王欣然　谭玲玲
10	临床营养学(第3版)	史琳娜	李永华　谭荣韶　葛声　张片红
11*	基础护理学(第2版)	杨立群　高国贞	崔慧霞　龙霖
12*	社区护理学(第3版)	涂英　沈翠珍	张小燕　刘国莲
13*	临床护理技能实训	李丹	李保刚　朱雪梅　谢培豪

注：1. * 为护理学专业专科、专科起点升本科共用教材

2. * 为配有在线课程

评审委员会名单

前　言

护理心理学是护理学和心理学相交叉而产生的一门应用学科，是护理教育中一门重要的主干课程。其任务是运用心理学的基本理论和方法，探索护理对象的心理活动规律，解决护理工作中所涉及的各种心理学问题。

本书以"三基五性"为基本原则，与教育部等六部门联合印发《关于医教协同深化临床医学人才培养改革的意见》等相关文件精神相吻合　在成人学历教育护理学规划教材第3版的基础上加以修订，无论在编写内容还是在编写形式上都进行了创新。在内容上，根据学科发展的需要和最新的研究成果，将新理论、新方法编入其中。在编写形式上，在每章中设置相关链接、案例、问题与思考、理论与实践，介绍经典的心理学实验、最新研究和临床进展等，拓宽学生的知识面，同时增强教材内容的趣味性和实用性。每章前设置学习目标，每章末设置学习小结和复习参考题，首尾呼应，便于学生复习和掌握主要知识点。本版教材采用纸质教材和数字教材融合的编写模式，将PPT和同步练习等以二维码的形式提供给读者，丰富的富媒体资源扩充了教材内容。为了启发读者阅读和提高临床分析思维能力，特将案例解析放置于融合部分，扫描二维码即可查看。

全书共分为九章，分别是绪论、心理学基础知识、心理发展与心理健康、心理应激与心身疾病、心理评估、心理干预、患者心理、心理护理、护士心理健康与维护。第一章和第四章由曹枫林编写，第二章由张殿君编写，第三章和第五章由杨秀木编写，第六章由赵静编写，第七章由许燕编写，第八章由徐娜编写，第九章由曹卫洁编写。

本书主要读者是我国高等学历继续教育护理学专业专科层次的学生，也可供护理专业教师和临床护理工作者使用和参考。

本书在编写过程中得到了人民卫生出版社和各编者所在院校和单位的大力支持，在此表示衷心的感谢。邵顿博士在本书编写过程中负责编委联系、定稿会议组织、书稿汇总校对等工作，在此特别感谢。本书参编人员均具有丰富的教学经验和严谨的治学态度，但由于时间仓促和本人水平所限，疏漏和错误之处在所难免，敬请读者和同行提出宝贵意见。

曹枫林

2018 年 3 月

目　录

第八章　心理护理 ━━━━━━━━━━━━━ ▪127

第九章　护士心理健康与维护 ━━━━━━ ▪151

参考文献 162

附录 164

索引 173

第一章 绪 论

1

学习目标	
掌握	护理心理学的概念；护理心理学的研究任务。
熟悉	护理心理学的研究方法；护理心理学相关的心理学理论。
了解	护理心理学发展概况。

第一节 概 述

一、护理心理学的概念

临床护理实践中存在许多复杂的心理学问题，如患者的心理反应、心理需求等，为解决临床护理实践中的各类心理行为问题，将心理学知识、原理和方法运用于现代护理领域，就形成了一门应用学科——护理心理学。

护理心理学是研究护理对象和护理人员的心理活动发生、发展及其变化规律的学科，是护理学和心理学相交叉而产生的一门应用学科。

护理心理学既是护理学的分支，也是心理学的分支。从护理学分支来看，护理心理学研究护理学中的心理行为问题，例如，各类患者的心理特点及心理行为变化规律、护士的职业心理素质等。从心理学的分支来看，护理心理学研究如何把心理学的系统知识和技术应用于护理学各方面，例如，在临床护理工作中如何有效应用心理学理论和技术护理患者等。护理心理学作为一门新兴的应用学科，对提高护理质量，推动护理学的进步和发展起着重要的作用。

二、护理心理学的研究对象和任务

护理心理学的研究对象包括护理对象和护理人员两大部分，其中护理对象包括患有各种疾病的患者、健康受到威胁的亚健康人群和健康人。护理心理学的主要目的是研究如何运用心理学的理论、方法和技术，来解决护理学中的心理问题。护理心理学的主要研究任务包括以下几方面：

1. **研究心身交互作用对健康的影响** 护理心理学不仅要深入研究人们的心理活动对躯体生理活动的影响，从而揭示疾病与心理因素之间的内在联系，还要探讨人在患病之后所引起的各种心理反应。护理人员只有认识和掌握其中的规律，才能自觉地采取适当的措施进行心理护理。

2. **研究患者的心理特点** 研究各类患者的一般心理特点和特殊心理表现，以及疾病过程中的心理行为变化规律，是护理心理学的另一项重要研究任务。

3. **研究评估与干预患者心理活动的理论与技术** 护理心理学不仅要研究患者的心理活动规律，还要在此基础上进一步探讨评估与干预患者心理活动的理论与技术，如心理评估、心理护理的理论和技术等。

4. **研究护理人员的职业心理素质** 护理人员从事的是一项崇高的职业，他们通过实施护理服务为患者减轻疾苦。要做好这项工作，就要求护理人员必须具备良好的职业心理素质，如敏锐的观察力、准确的记忆力、积极而稳定的情绪等。护理人员只有具备这些良好的心理素质，才能为患者提供高质量的护理服务。因此，护理人员的职业心理素质也是护理心理学研究的一项内容。

三、护理心理学的发展概况

（一）国外护理心理学发展概况

1. 心理学融入护理实践，强调心身统一 自 20 世纪 50~60 年代美国学者提出护理程序的概念之后，护理学获得了革命性的发展。1973 年恩格尔（G. L. Engel）提出的生物 - 心理 - 社会医学模式进一步强化了以患者为中心的全新护理观念。以患者为中心的整体护理思想带来了护理实践领域的一系列变化，集中表现在：①护理工作的主动性增加，从被动的疾病护理转变为运用护理程序为患者实施生理、心理、社会及文化的整体护理；②护理工作除了执行医嘱和各项护理技术操作之外，更多地侧重对人的关注，进一步认识到心理、社会和文化因素对患者病情转归和健康的影响，从而帮助患者最大程度地达到生理与心理新的平衡与适应；③护士的角色不仅仅是患者的照顾者，更多的是担当患者的教育者、咨询者和患者健康的管理者；④患者有机会参与对其治疗和护理方案的决策。

为了提高护理专业人员适应人类健康事业发展的能力，一些发达国家和地区在逐步普及高等护理教育的同时，根据现代护理人才的培养目标，对护理专业教育的课程设置及人才的知识结构进行了大幅度的调整，特别强调护理人员应具备丰富的包括心理学在内的人文社会学科知识。在课程设置中显著增加了心理学课程的比重，例如，美国四年制专科护理教育的课程体制中平均有近百学时的心理学课程内容，包括普通心理学、生理心理学、社会心理学、变态心理学、临床心理学等。教学中特别强调护患关系及治疗性沟通对患者心身康复的重要性及护士的沟通技能训练。

总之，国外护理心理学主张：把疾病与患者视为一个整体；把"生物学的患者"与"社会心理学的患者"视为一个整体；把患者与社会及其生存的整个外环境视为一个整体；把患者从入院到出院视为一个整体。

2. 应用心理疗法开展临床心理护理 将心理疗法应用于临床心理护理实践，成为国外护理心理学研究的一个重要特点。应用于临床心理护理的心理疗法有认知行为疗法、森田疗法、音乐疗法、放松疗法等。在应用心理疗法进行心理护理的过程中，国外还特别强调效果评价，采用心理评定量表评估实际效果。

3. 开展量性和质性研究 运用量性研究探讨患者和护士的心理特点、心理干预策略和心理护理效果，是国外护理心理学研究的主要方法。此外，质性研究也越来越广泛地应用于心理护理理论与实践研究中，其研究方法是以参与式观察、无结构访谈或结构访谈来收集患者资料。分析方式以归纳法为主，强调研究过程中护士的自身体验。这些研究的开展提高了护理心理学的科学性和实践价值，对学科发展起到了极大的推动作用。

（二）国内护理心理学发展概况

1. 学科建设日趋成熟和完善 自 1981 年我国学者刘素珍撰文提出"应当建立和研究护理心理学"以来，我国护理心理学的研究逐步深入，其科学性以及在临床护理工作中的重要性得到人们的普遍接受和认可，并引起学术界及卫生管理部门的高度重视。1991 年人民卫生出版社出版的高等医学院校教材《医学心理学》将护理心理学归为医学心理学的一个分支学科，1996 年经有关专家学者讨论正式命名为《护理心理学》，并被列为"九五"国家重点教材，由此护理心理学在我国成为一门独立的学科。护理心理学作为一门具有心理学本质属性，应用于护理实践领域的新兴独立学科，随着人类健康观的发展，在进一步确定学科发展目标、构建独特理论体系和实践应用模式的过程中逐渐走向成熟。

20世纪80年代初期，责任制护理的引入和实施对我国护理教育的发展产生了深刻影响，护理教育中逐步增加了护理心理学内容，并由最初的知识讲座很快过渡为系统讲授的必修课程。同时，国内各种不同类型的研讨会、学习班的举办，各护理期刊开设心理护理栏目，刊登具有指导意义的学术文章，《护理心理学》教材及学术专著陆续出版等，为护理心理学的普及和专业教学提供了基本保障。经过多年教学、临床实践和专题研究，一支心理学理论扎实、临床实践经验丰富、学术水平较高的教学专业人才队伍已初步形成。1995年，中国心理卫生协会护理心理学专业委员会在北京成立，2015年中国心理学会护理心理专业委员会在上海成立。护理心理学领域有了国内最高层次的学术机构，标志着我国护理心理学的学科建设步入了新的历史发展时期。

2. 科研活动广泛开展 随着医学模式的转变，临床护理已由单纯的疾病护理转变为身心整体护理，护理心理学的地位和作用日益突出。广大临床护士积极开展心理护理的应用研究，探索患者的心理活动共性规律和个性特征的各类研究设计，取代了既往千篇一律的经验总结。前瞻性研究逐渐增多，对心理护理程序、心理评估体系以及护理人才选拔和培养的研究也得到了进一步重视和加强。心理评定量表在临床护理中的应用是目前护理心理学研究的另一热点。用客观量化替代主观评价并借此作为制定干预对策的依据，关注干预质量与效果，已成为我国临床心理护理的一个发展方向。

3. 临床心理护理突出个性心理特征 不同气质、性格的患者对疾病承受能力、反应方式及在病房里的表现不同，疾病的心理活动规律也有极大差异。临床心理护理中强调，根据患者的个性心理特征对千差万别的个体实施有针对性的个性化护理。

第二节 护理心理学的主要研究方法

一、观察研究法

（一）概念

观察法是指研究者通过感官或借助一定的科学仪器，在一定时间内，有目的、有计划地考察和描述客观对象并收集研究资料的一种方法。作为科学研究史上最原始、应用最广泛的方法，观察法是从事任何研究都不可缺少的。

（二）分类

1. 依据研究情境的不同，观察法可分为自然观察法和控制观察法。自然观察法是指在自然情境中对研究对象的行为进行直接观察、记录、分析，解释某些行为变化的规律。控制观察法是在研究者预先设置的情境中对研究对象进行观察研究。

2. 根据不同的研究目的和要求，观察法可分为以下几种：①连续性观察：指对同一对象的同一问题所进行的持续的、多次反复的观察。这种方式多用于对患者个性化心理问题的研究。如针对某个因患急性心肌梗死而住进重症监护病房的患者，要了解其病情变化是否与情绪波动有关，就必须对该患者的情绪状态与病情发展的关系进行持续、反复的观察，才可能获得比较可靠的结论；②轮换性观察：指对同一问题进行观察研究时，需变换几次甚至几十次对象施以反复观察。这种方式比较适用于对患者心理状态的一些共性问题的研究。例如，想了解某一类疾病患者的一般心理特点，仅通过观察一个患者的心理反应很难得出正确结论，必须分别对此类疾病的不同患者的心理活动进行轮番观察，才可能归纳出他们因患有某种疾病而产生的共性的心理问题；③隐蔽性观察：指研究者的观察活动需在被研究者不知情的状况下进行，力求使被研究者的心理活动在自然情境中真实流露。这种观察方式既适用于对患者共性心理问题的研究，也适用于对患者个别心理问题的研究。观察若在室内进行，一般需设置里明外暗的观察室，研究者可通过单向"观察窗"，对研究对象的言行作详细观察而不被研究者所察觉。如果观察性研究在室外展开，研究者可通过扮演"假被试"，与那些"真被试"打成一片，在掩盖其真实身份的情况下亲身参与其中，以获得较可靠的结果。在运用隐蔽性观察法进行研究时，研究者需要特别注意所涉及的伦理学问题。

（三）观察研究的基本原则

1. 重复性原则　由于时间因素的影响，仅根据 1~2 次观察即做出结论，免不了有很大的偶然性。只有多次反复地观察，才有助于发现研究对象心理活动的稳定性特征，使所得结果更具有代表性。

2. 主题性原则　是指在每一次具体观察研究的过程中，只能确定一个观察主题，观察一种行为，以避免观察指标设置太多，造成彼此干扰，无法得到准确的研究结论。如观察病室环境（物理环境）对患者情绪状态的影响，研究者除了必须把物理环境与社会心理环境严格区分，还要进一步对物理环境中的噪声、通风、采光条件、病室布置等各种观察指标加以区别。

3. 真实性原则　该原则充分体现在隐蔽性观察的研究方式中。隐蔽性观察的目的是为了防止被观察者的心理活动出现某些假象，比如被试的"迎合"心理或"逆反"心理。如果被试了解研究者的意图，当他们产生"迎合"心理时，就会主动配合研究者，有意表现出符合研究者主观愿望的心理活动；当他们发生"逆反"心理时，则可能一反常态地表达自己的心理反应。因此，上述两种情况，都是被试以假象掩饰真实心理状态的结果，都会使收集的资料失去意义。

二、调查研究法

（一）概念

调查研究法是指研究者以所研究的问题为范围，预先拟就一些题目，让被试根据自己的意愿选择作答，再对其结果进行统计分析的一种方法。这种研究方法比较简便、可行，调查所得结果可提供一定参考价值，在社会心理学等领域被广泛采用。对护理心理学研究而言，在分析患者心理需要、了解患者心理特点等问题时，通常可采用调查研究法。

（二）调查研究法的主要方式

调查研究法一般可采用两种方式进行，一种是问卷调查，多用于短时间内大范围人群的资料收集；另一种是访谈调查，一般采用面对面的个体访谈形式，由调查者按被调查者所述做好记录。

（三）调查研究法的注意事项

1. **精心策划**　进行调查前必须精心设计调查表，力求就某范围的调查获得较大的信息量，以便在资料分析时得到更多有价值的结果。信息量小的调查问卷往往易导致片面的结论。

2. **确保真实**　为确保调查结果的真实性，调查问卷一般可采用无记名方式收集资料，以打消被调查者的答卷顾虑。访谈调查时，则需要调查者积极营造一个和谐、宽松的谈话氛围。必要时，调查者还可以向被调查者做出替他保守个人隐私的承诺，以便被调查者能无拘无束地坦露心迹。

3. **科学抽样**　调查研究的成败，主要取决于所抽取样本的代表性，故调查研究法又称为抽样调查。随机抽样是可以增强调查结果代表性的常用方法。

4. **通俗易懂**　调查者在自行设计问卷时，应注重文字表达上的言简意赅和通俗易懂。同时还应考虑如何方便作答，尽量选用"是非法"、"选择法"的答题方式，以便被试能在比较轻松的状态下顺利地完成调查问卷。

三、实验研究法

（一）概念

实验研究的方法是指在观察和调查的基础上，对研究对象的某些变量进行操纵或控制，创设一定的情境，以探求心理现象的原因、发展规律的研究方法。与其他研究方法相比，实验研究法被公认为最严谨的方法。

（二）分类

实验研究具体包括实验室实验、实地实验、模拟实验三种。不同学科的学术研究，对三种实验法的使用也各有侧重，护理心理学常用的实验研究是后两种。

1. **实验室实验**　实验室实验是自然科学研究和社会科学研究都采用的一种方法。护理心理学实验研究的内容，既有自然科学的，也有社会科学的。如研究患者的情绪状态与机体免疫机制的交互影响的课题，可主要采用自然科学的实验研究方式；而研究语言暗示对患者情绪调节作用的课题，则可着重于社会科学的实验研究方式。实验室实验的优点在于研究的控制条件严格，可排除许多干扰因素，能获得说服力较强的研究结果。

2. **实地实验**　又称为现场实验，是将实验法延伸到社会的实际生活情境中进行研究的一种方法。与实验室实验的不同之处在于，它是在现场（自然）情况下控制条件进行的实验。从控制实验的干扰因素来看，实地实验虽不及实验室实验那么便利，但它具有更接近真实生活、研究范围更加广泛、实验结果易于推广等优点，因此，在社会心理学、管理心理学等领域的科学研究中被广泛采用。实地实验也是护理心理学研究的常用方法之一。如研究

"住院患者心理状态与疾病的发展及转归的关系"这类问题时，显然难以进入实验室开展实验，只能以病房为现场来开展实地研究。

相关链接　　　　　　　　**"拾柴火"实验**

　　　　前苏联心理学家曾设计过"拾柴火"实地实验。研究对象是40名学龄前儿童。研究是在冬天的晚上进行的，研究者把一些湿柴火放在离宿舍较近的棚子里，把一些干柴火放在较远的山沟里，要求小朋友必须在晚上去拾柴生火取暖，自己则隐蔽在一旁观察孩子们的动静。冬天的黑夜是寒冷而可怕的，研究结果发现有的孩子兴高采烈地到山沟里去拾柴；有的则边走边发出怨言；有的不敢走远，只是到附近的棚子里去取湿柴。后来研究者对他们讲了有关勇敢者的故事，于是到山沟里取柴的孩子逐渐增多。

　　　　该实验证实了孩子们的性格差异，有的勇敢主动，有的畏缩胆怯，而他们的性格是可以通过教育改变的。

　　3. 模拟实验　　模拟实验是指由研究者根据研究需要，人为地设计出某种模拟真实社会情境的实验场所，间接地探求人们在特定情境下心理活动发生及变化规律的一种研究方法。如研究者可设计一些模拟的护患交往情境，请有关人员扮演患者，以观察护士个体的人际沟通能力，进而深入了解一些共性化问题。模拟情境虽是人为设计的，但对被试而言，只要他们未察觉自己置身于人为情境，所产生的心理反应实际上也与实地实验相近，基本是真实的、可信的。因此，模拟实验情境应尽可能地做到逼真，不被被试识破，以求得到最接近真实的可靠结果。

相关链接　　　　　　　　**模拟监狱实验**

　　　　为了研究人及环境因素对个体的影响程度，心理学家津巴多（P. Zimbado）设计了一个模拟监狱的实验，实验地点设在斯坦福大学心理系的地下室中，参加者是男性志愿者。他们中的一半被随机指派为"看守"，另一半被指派为"犯人"。实验者发给"看守"制服和哨子，并训练他们推行一套"监狱"的规则。而"犯人"则要穿上品质低劣的囚衣，并被关在牢房内。

　　　　所有的参加者包括实验者，仅花了一天的时间就完全进入了角色。看守们开始变得十分粗鲁，充满敌意，他们还想出多种对付犯人的酷刑和体罚方法。犯人们垮了下来，要么变得无动于衷，要么开始了积极地反抗。用津巴多的话来说，在那里"现实和错觉之间产生了混淆，角色扮演与自我认同也产生了混淆"。

　　　　尽管实验原先设计要进行两周，但不得不提前停止。"因为我们所看到的一切令人胆战心惊。大多数人的确变成了'犯人'和'看守'，不再能够清楚地区分角色扮演还是真正的自我。"

　　　　这个颇受争议的模拟实验表明，一个简单假设的角色可以很快进入个人的社会现实中，他们从中获得自我认同，无法从他们扮演的角色中分清自己的真实身份。

第三节　护理心理学相关的主要心理学理论

一、精神分析理论

精神分析理论又称心理动力理论，19世纪末由奥地利维也纳的精神病医生弗洛伊德（S.Freud）所创立。

（一）精神分析理论的主要内容

1. 精神分析的心理结构　弗洛伊德把人的心理活动分为意识（conscious）、潜意识（unconscious）和前意识（preconscious）三个层次。

（1）意识：与语言（即信号系统）有关，是心理活动中与现实联系的那部分，能被自我意识所知觉。它是人们当前能够注意到的那一部分心理活动，如感知觉、情绪、意志、思维，以及可以清晰感知的外界各种刺激等。意识使个体保持对环境和自我状态的感知，对人的适应有重要的作用。

（2）潜意识：又称为无意识，是指个体无法直接感知到的那一部分心理活动，主要包括不被外部现实、道德理智所接受的各种本能冲动、需求和欲望，或明显导致精神痛苦的过去的事件。无意识虽然不被意识所知觉，但是，它是整个心理活动中最具动力性的部分。

（3）前意识：介于意识与潜意识两者之间，主要包括目前未被注意到或不在意识之中，但通过自己集中注意或经过他人的提醒又能被带到意识区域的心理活动和过程。

精神分析理论认为，人的各种心理、行为并非完全是由个体的意志决定的，而是被无意识的欲望、冲动等决定的。被压抑到无意识中的各种欲望或观念，如果不能被允许进入到意识中，就会以各种变相的方式出现，表现为心理、行为或躯体的各种病态。

2. 精神分析的人格理论　人格是由本我（id）、自我（ego）和超我（superego）三部分构成。

（1）本我：存在于无意识深处，是人格中最原始的部分，代表人们生物性的本能冲动，主要包括性本能和攻击本能，其中性本能或称为欲力或性力（libido）对人格发展尤为重要。本我具有要求即刻被满足的倾向，遵循着"快乐原则"。

（2）自我：大部分存在于意识中，小部分是无意识的。自我是人格结构中最为重要的部分，自我的发育及功能决定着个体心理健康的水平。一方面，自我的动力来自本我，是本我的各种本能、冲动和欲望得以实现的承担者；另一方面，它又是在超我的要求下，要顺应外在的现实环境，采取社会所允许的方式指导行为，保护个体的安全。自我遵循着"现实原则"，调节和控制"本我"的活动。

（3）超我：类似于良心、良知、理性等含义，大部分属于意识的。超我是在长期社会生活过程中，由社会规范、道德观念等内化而成，是人格中最具理性的部分。超我的特点是能按照社会法律、规范、伦理、习俗来辨明是非，分清善恶，因而能对个人的动机行为进行监督管制，使人格达到社会要求的完善程度。"超我"按"至善原则"行事。

弗洛伊德认为人格是在企图满足无意识的本能欲望和努力争取符合社会道德标准两者长期冲突的相互作用中发展和形成的。即"自我"在"本我"和"超我"中间起协调作用，使两者之间保持平衡，如果两者之间的矛盾冲突达到"自我"无法调节时，就会产生各种精神障碍和病态行为。

弗洛伊德强调个人早期生活经验对人格发展的影响。他认为一个人的人格形成要经过五个时期：从出生到 1 岁半左右称为口腔期，主要从口腔部位的刺激中得到快感；1 岁半 ~2 岁时称为肛门期，从自身控制大小便中得到快感；3~5 岁称为性器期，开始注意两性之间的差别；6~12 岁称为潜伏期，儿童的性力从自己的身体转移到外界的各种活动，因此称为潜伏期；之后到青春期时称为生殖期。弗洛伊德认为，在每一个时期都可能发生人格三部分的冲突，解决得不好就可能产生人格障碍或产生心理疾病。

（二）精神分析理论的意义

精神分析理论是最早的系统解释人类心理及行为的心理学体系，它既可以解释正常人的心理活动，又可以解释异常的心理现象，对理解人类的精神现象及规律有重要的贡献。精神分析治疗也是 20 世纪三大心理治疗流派之一，目前仍用于临床治疗。

相关链接　　　　弗洛伊德（Sigmund Freud 1856—1939）

奥地利精神科、神经科医生，心理学家，精神分析学派的创始人。1856 年 5 月 6 日出生于摩拉维亚犹太商人之家，是其父母八个子女中的长子。他 4 岁时随家人迁居维也纳。17 岁考入维也纳大学医学院，1881 年获医学博士学位。后开业行医，终生从事精神病的临床治疗工作。在探寻精神病病源方面，弗洛伊德抛弃了当时占主流的生理病因说，逐步走向了心理病因说，创立了精神分析学说，认为精神病起源于心理内部动机的冲突。1886 年与马莎·伯莱斯结婚，育有三男三女，女儿 Anna Freud 后来也成为著名的心理学家。主要著作有:《梦的解析》《性学三论》《心理分析导论》《文明及其缺陷》。

二、行为主义理论

美国心理学家华生（J. B. Watson）创建了行为主义心理学，也称行为学派。俄国生理学家巴甫洛夫（I. P. Pavlov）、美国心理学家斯金纳（B. F. Skinner）和班杜拉（A. Bandura）等进一步完善了行为主义理论。

（一）行为的概念

行为（behavior）一词在心理学中有狭义和广义两种含义。

1. 狭义的行为概念　早期行为学派认为，"行为"指个体活动中可以直接观察的部分。只有行为才是可以直接观察并进行科学研究的对象，而人的心理和所谓隐藏在内心的欲望、驱力，以及主观体验、意识、心理冲突，都无法直接进行观察和了解，是不能进行科学研究的。

2. 广义的行为概念　新行为主义学派通过大量的研究，扩大了人们对行为含义的理解。将"行为"界定为个体内在的和外在的各种形式的运动，其中包括主观体验、意识等心理活动和内脏活动。

（二）经典条件反射

1. 经典条件反射实验　20世纪初，巴甫洛夫用食物刺激使狗的口腔产生唾液分泌反应，食物作为非条件刺激（unconditioned stimulus，UCS）所引起唾液分泌的反射过程称为非条件反射（unconditioned reflex，UR）。

当食物（非条件刺激）与唾液分泌无关的中性刺激（如铃声）总是同时出现（强化），经过一定时间结合以后，铃声成为食物的信号，转化为条件刺激（conditioned stimulus，CS）。此时，铃声引起唾液分泌的反射过程称为条件反射（conditioned reflex，CR）。条件反射是在非条件反射的基础上经过学习而获得的习得性行为，是大脑皮质建立的暂时神经联系。这种条件反射过程不受个体随意操作和控制，属于反应性的行为，也称为经典条件作用（classical conditioning）。

2. 经典条件反射的特点

（1）强化：强化（reinforcement）是指环境刺激对个体的行为反应产生促进过程。如果两者结合的次数越多，条件反射形成就越巩固。例如，经常上医院打针的儿童就容易对注射器或药物产生条件反射性恐惧和害怕的反应。

（2）泛化：泛化（generalization）是反复强化的结果。不仅条件刺激（CS）本身能够引起条件反射，而且某些与之相近似的刺激也可引起条件反射的效果，其主要机制是大脑皮质内兴奋过程的扩散。长期打针的儿童，不仅看到注射器会产生条件反射性恐惧，而且看到穿白大衣的人也会出现害怕反应。

（3）消退：消退（extinction）是指非条件刺激（UCS）长期不与条件刺激（CS）结合，已经建立起来的条件反射消失的现象。儿童如果很长时间没有生病打针，对注射器的恐惧就可能逐渐消失。

（三）操作条件反射

1. 操作条件反射实验　斯金纳在实验箱内安装了杠杆，按压杠杆可以从旁边盒子里掉出食物。在实验中，老鼠在饥饿的刺激（S）下会产生一系列行为反应（如乱窜、乱咬、压杠杆……），但只有当其中的一种行为反应，即按压杠杆动作（R）出现时，才会立即获得食物刺激（S）的结果，这种食物刺激（S）的结果对老鼠按压杠杆的行为（R）起一种强化作用。经过多次以后，形成了条件反射，老鼠逐渐学会一到箱子里，就主动按压杠杆这一取食行为。行为后出现的刺激结果对行为本身产生强化称为奖励（reward），这种刺激结果，被称为奖励物。

在回避操作条件（avoidance conditioning）的实验中，如果动物受到电击（S），就会产生一系列的行为反应（如乱窜、乱咬、回避……），但只有回避动作（R）这种行为反应出现时，才可获得取消电击的结果（S）。因此，取消电击的结果（S）对回避行为（R）产生了强化作用，使动物学会了回避行为。

斯金纳的实验表明：如果行为反应 R（如压杠杆行为或回避行为）出现后总能获得某种刺激结果 S（食物刺激或撤消电击），则个体就可以逐渐学会对行为反应 R 的操作，这就是操作条件作用（operant conditioning）。由于操作条件反射是借助对工具操作的学习而形成，也称为工具操作条件作用（instrumental conditioning）。

2. 操作条件反射的类型　根据操作条件反射中个体行为之后的刺激性质以及行为变化规律的不同，将操作条件反射分为以下几种情况。

（1）正强化：正强化（positive reinforcement）指个体行为的结果导致了积极刺激增加，从而使该行为增强。如食物奖励使老鼠按压杠杆的行为增加就属于一种正强化。

（2）负强化：负强化（negative reinforcement）指个体行为的结果导致了消极刺激减少，从而使该行为增强。如老鼠的回避条件反射实验结果。

（3）消退：消退（extinction）指行为的结果导致了积极刺激减少，从而使行为反应减弱。例如，学生做了好事，受到老师表扬和同学的关注（属积极刺激），会使这种行为得到加强。但如果大家熟视无睹，就可能会使积极刺激水平下降，导致这种行为逐渐减少。

（4）惩罚：惩罚（punishment）指行为的结果导致了消极刺激增加，从而使行为反应减弱。例如，厌恶疗法中，在个体出现不良行为时，立即给予电击等痛苦的刺激，可使酗酒等不良行为逐渐减少。

（四）内脏操作条件反射

1967 年米勒（N.E. Miller）进行了内脏学习实验，证实了内脏反应也可以通过操作性学习加以改变。他的实验也称为内脏操作条件反射。

在内脏学习实验中，米勒用给予食物强化的方式，对动物的某一种内脏反应行为，例如心率的下降（R），进行奖励（S），经过这种选择性的定向训练之后，结果动物逐渐学会了"操作"这种内脏行为，使心率下降。米勒采用实验的方法还分别使动物学会了在一定程度内"操作"心率的增加、血压的升高或下降、肠道蠕动的增强或减弱等行为。

（五）示范作用

示范作用（modeling）属于社会学习理论，由班杜拉创立。该理论认为，通过对具体榜样（model）的行为活动的观察和模仿，可以使人学会一种新的行为类型。例如，甲孩子在幼儿园吃完饭后，主动把椅子摆放整齐，其他小朋友观察了他的表现，也学习他的样子，吃完饭后把椅子摆放好。

影响示范作用的因素很多，一般来说，地位高、敌对的、攻击性行为最容易被模仿，受奖行为比受罚行为更易被模仿。

（六）行为学习理论的意义

行为学习理论的贡献在于：从理论上提出，人除少数天生具有的本能行为（非条件反射）

外，绝大多数行为都是通过经典条件反射、操作条件反射、内脏操作条件反射和社会观察学习四种机制而习得的。它的临床实践意义在于：①提出"错误学习"是各种心理障碍的病因之一；②用行为矫治的方法可治疗各种心理疾患、变态行为，如系统脱敏疗法、暴露疗法、生物反馈疗法等。

相关链接   美国心理学家华生（John Broadus Watson，1878—1958）

华生是行为主义的创始人。1878年1月9日出生于美国卡罗来纳州的一个农庄，16岁时进入大学学习哲学，21岁获得哲学硕士学位，1900年进入芝加哥大学研究哲学与心理学，1903年以题为《动物的教育》的论文获芝加哥大学心理学博士学位，随后出任芝加哥大学讲师和心理实验室主任，1908年受聘为霍普金斯大学正式教授。1913年《行为主义者心目中的心理学》文章发表，行为主义正式诞生。1914年《行为：比较心理学导论》出版。1915年当选为美国心理学会主席。1920年他离开学术界，1930年完全放弃了心理学，转到了商业活动。但是由于他的工作对心理学所产生的影响，1957年美国心理学会仍然对他授予嘉奖。

三、人本主义理论

美国心理学家罗杰斯（C.R.Rogers）和马斯洛（A.H.Maslow）创立了人本主义理论。

（一）人本主义理论的主要内容

1. 马斯洛的需要层次理论   该理论认为：①需要是分层次的，由低到高依次是生理需要、安全需要、归属和爱的需要、尊重需要和自我实现需要；②需要能够影响行为，但只有未满足的需要能够影响行为，满足了的需要不能成为激励工具；③当人的某一级的需要得到最低限度满足后，才会追求高一级的需要，如此逐级上升，成为推动继续努力的内在动力。

2. 罗杰斯的自我理论   罗杰斯认为，刚出生的婴儿并没有自我的概念，随着与他人、环境的相互作用，开始慢慢地把"我"与"非我"区分开来。当最初的自我概念形成之后，人的自我实现趋向开始激活，在自我实现这一股动力的驱动下，儿童在环境中进行各种尝试活动并产生出大量的经验。通过机体自动的估价过程，有些经验会使他感到满足、愉快，有些则相反；满足愉快的经验会使儿童寻求保持、再现，不满足、不愉快的经验会促使儿童回避。

在孩子寻求积极的经验中，有一种是受他人的关怀而产生的体验，还有一种是受到他人尊重而产生的体验，但这些完全取决于他人，因为他人（包括父母）是根据儿童的行为是否符合其价值标准而决定是否给予尊重，所以他人的关怀与尊重是有条件的，这些条件体现着父母和社会的价值观，罗杰斯称这种条件为价值条件。儿童不断通过自己的行为体验到这些价值条件，会不自觉地将这些本属于父母或他人的价值观念内化，变成自我结构的一部分。儿童渐渐被迫放弃按自身机体估价过程去评价经验，成为用自我中内化了的社会的价值规范去评价经验。这样，儿童的自我和经验之间就发生了异化，当经验与自我之间存在冲突时，个体就会预感到自我受到威胁，因而产生焦虑。预感到经验与自我不一致时，个体会运用一定的防御机制（如歪曲、否认、选择性知觉）来对经验进行加工，使之在意识水平上达到与自我相一致。如果防御成功，个体就不会出现适应障碍，若防御失败就会出现心理适应障碍。

罗杰斯的以人为中心的治疗目标是将原本内化而成的自我部分去除掉，找回属于他自己的思想情感和行为模式，用罗杰斯的话说"变回自己""从面具后面走出来"，只有这样的人才能充分发挥个人的机能。他所创立的来访者中心疗法将在后面章节详述。

（二）人本主义理论的意义

人本主义理论不赞成精神分析学派把人看成本能的牺牲品，认为人的行为是非理性的过程所决定的，道德与善行是非自然的悲观看法。同时，它也反对行为主义把人视为"巨大的白鼠"，排斥道德、伦理和价值观念的机器人心理学。人本主义理论的贡献在于重视人的需要和自我实现，强调人的本性是善的，本质是向上的，强调研究正常人的心理。人本主义心理疗法强调咨询关系的建立及重要性；相信人有充分的潜力并自我实现；发展了来访者叙述的技巧；用来访者代替患者，增强了对来访者的尊重。

相关链接　　　　美国心理学家罗杰斯（Carl Ransom Rogers，1902—1987）

1902年1月8日生于美国伊利诺斯的奥克派克。1919年考入威斯康星大学，选读农业，后转修历史，1924年获威斯康星大学文学学士学位，同年考上纽约联合神学院，两年后转到哥伦比亚大学读临床心理学和教育心理学，1928年获文科硕士学位，1931年获哲学博士学位，他曾出任纽约罗切斯特"禁止虐待儿童协会"儿童社会问题研究室主任，罗切斯特儿童指导中心主任，1940年他成为俄亥俄州立大学心理学教授。1942年，他的《咨询与心理治疗：实践中的新概念》一书问世。1945年，他供职于芝加哥大学，出任咨询中心执行秘书。离开芝加哥后，他回到母校威斯康星大学任心理学教授。1946—1947年担任美国心理学会主席。1951年，他出版了《患者中心治疗：它目前的实施、含义和理论》一书，十年后《成为一个人：一个治疗者的心理治疗观点》问世。罗杰斯的突出贡献在于创立了一种人本主义心理治疗体系，其流行程度仅次于弗洛伊德的精神分析法。

四、认知理论

（一）认知理论的主要内容

认知理论产生于认知心理学，它不是由一个心理学家所独创，而是由许多心理学家共同努力发展起来的理论，兴起于20世纪60年代。认知理论的出发点在于确认思想和信念是情绪状态和行为表现的原因。每当人们有一种想法、信念或内心对话，并信以为真的时候，就会伴随出现相应的情绪体验和行为变化。

1. **艾里斯（A. Ellis）的ABC理论**　A代表诱发事件（activating events，A），是指当事人所遭遇的当前事件。B代表当事人在遇到诱发事件之后相应而生的信念（beliefs，B），即其对这一事件的看法、解释和评价。C代表在A发生之后，当事人出现的认知、情绪和行为，即在特定情境下，当事人的情绪及行为的结果（consequence，C）。通常认为，诱发事件 A 直接引起反应 C。事实上并非如此，在 A 与 C 之间有 B 的中介作用，A 对于个体的意义或是否引起反应受 B 的影响，即受人们的认知态度、信念决定。人天生具有歪曲现实的倾向，造成问题的不是事件，而是人们对事件的判断和解释。

ABC 理论后来又进一步发展，增加了 D 和 E 两个部分，D（disputing，D）指对非理性信念的干预和抵制；E（effect，E）指以有效的理性信念或适当的情感行为替代非理性信念、异常的情感和行为。D 和 E 是影响 ABC 的重要因素，对异常行为的转归起着重要的作用，是对 ABC 理论的重要补充。艾里斯的理性情绪疗法就是促使患者认识自己不合理的信念以及这些信念的不良情绪后果，通过修正这些潜在的非理性信念，最终获得理性的生活哲学。

2. 贝克（A. T. Beck）的情绪障碍认知理论　贝克认为各种生活事件导致情绪和行为反应时要经过个体的认知中介。情绪和行为不是由事件直接引起的，而是经由个体接受、评价，赋予事件以意义才产生的。情绪障碍和行为障碍与适应不良的认知有关。贝克提出了情绪障碍的认知模型，该模型包含两个层次，即浅层的负性自动想法和深层的功能失调性假设或图式。贝克还归纳了认知过程中常见的认知歪曲的五种形式，即任意的推断、选择性概括、过度引申、夸大或缩小和"全或无"思维。贝克在情绪障碍认知模型的基础上，进一步发展成一套认知治疗技术，旨在改变患者的认知，取得了明显的成功。

（二）认知理论的意义

认知理论为人类情绪和行为问题的产生提供了理论解释，对于指导个体心理发展和心理健康的保持具有积极意义。在认知理论基础上形成的多种认知治疗以及结合行为治疗方法的认知行为治疗模式，更是目前最重要的心理干预方法之一。

五、积极心理学理论

积极心理学是致力于研究人的活力与美德的科学。兴起于 20 世纪末，首倡者是美国当代著名心理学家马丁·塞里格曼（Martin E.P. Seligman）。积极心理学主张研究人类积极的品质，充分挖掘人类固有的、潜在的、具有建设性的力量，促进个人和社会的发展，使人类走向幸福。

（一）积极心理学理论的主要内容

目前积极心理学的研究主要集中在积极的情绪和主观体验、积极的人格特质以及积极的社会环境等三个方面。

1. 积极的情绪和主观体验　积极的情绪和主观体验是积极心理学研究的主要方面之一，它主张研究个体对待过去、现在和将来的积极体验。在对待过去方面，主要研究幸福感、满足感等积极体验；在对待现在方面，主要研究快乐、福流（flow）等积极体验；在对待将来方面，主要研究乐观、希望等积极体验。

2. 积极的人格特质　在个人层面上，积极心理学关注积极的心理品质。积极心理学主要研究了 24 种积极个人特质，包括自我决定性、成熟的防御机制、人际交往技巧、智慧、勇气、毅力、洞察力、创造性、信任、爱的能力、关注未来等。

3. 积极的社会环境　在群体层面上，积极心理学研究公民美德，以及使个体成为具有责任感、利他主义、宽容和有职业道德的公民的社会组织，包括健康的家庭、关系良好的社区、有效能的学校、有社会责任感的媒体等。积极心理学认为人及其经验是在环境中得到体现的，同时环境又在很大程度上影响了人。因此，积极心理学需要综合考察人的积极品质与环境的关系，以及良好的社会、积极的社区和积极的组织对人积极品质的影响。

（二）积极心理学理论的意义

在过去的近一个世纪中，心理学家的主要注意力集中于消极心理学研究，局限于对人类心理问题、心理疾病的诊断和治疗，缺乏对人类积极品质的探讨。积极心理学的矛头直指在过去占主导地位的消极心理学，促进心理学从消极心理模式向积极心理模式转变，使心理学研究向更深入、更广阔的方向发展。

（曹枫林）

学习小结

本章主要介绍护理心理学的概念、研究对象与任务，以及护理心理学的发展概况、研究方法、相关的心理学理论等方面的内容。护理心理学是研究护理对象和护理人员的心理活动发生、发展及其变化规律的学科，护理心理学的研究对象包括护理对象和护理人员两大部分。护理心理学的研究方法包括观察研究法、调查研究法、实验研究法。护理心理学相关的心理学理论包括精神分析理论、行为主义理论、人本主义理论、认知理论和积极心理学理论。

复习参考题

1. 护理心理学的概念。

2. 护理心理学的研究任务有哪些？

3. 护理心理学相关的心理学理论有哪些？

第二章　心理学基础知识

2

学习目标	
掌握	心理学、感觉、知觉、记忆、遗忘、思维、注意、情绪情感、人格、气质与性格的概念；心理的实质；感觉、知觉的特性；遗忘的规律；影响问题解决的因素；情绪情感的区别；人格的特点；需要层次理论；动机冲突；气质与性格的关系。
熟悉	心理现象；心理过程的内涵；记忆的分类及过程；思维的分类及基本过程；情绪情感的分类；意志的概念及特征；注意的品质；能力发展与能力的差异；自我意识的概念及结构。
了解	心理的发生发展过程；感觉、知觉的分类；注意的种类；气质类型；性格类型。

问题与思考

这孩子怎么了？

李某，男，19岁，大一学生。

李某因是家中三代单传，从小就备受爷爷奶奶的宠爱，自私、任性、贪玩，常以"小皇帝"自居，小时候学习成绩一般。其父母又因工作忙而疏于管教。自高中起喜欢交朋友，迷恋上网，在学习上经常三天打鱼两天晒网，不服管教。高二以后更是沉迷网络不能自拔，以至于高考勉强考取了一个很普通的学校。进入大学以后，又因每天逃课去网吧而被学校记过处分，但他仍执迷不悟，考试已多门挂科，面临降级及退学问题；他自己抑制不住，家长想管也管不了，全家人都非常苦恼，这孩子怎么了？该怎么办呢？

问题：李某的心理正常吗？出现了怎样的问题？他及家人该怎么办？

第一节 心理现象与心理实质

1879年德国著名生理学家冯特（W.Wundt）在莱比锡大学建立了世界上第一个心理实验室，标志着科学心理学的诞生。正如德国著名心理学家艾宾浩斯（H.Ebbinghaus）所总结的："心理学有一个漫长的过去，却只有一个短暂的历史。"心理学是一门既古老而又年轻的科学。

一、心理现象

心理学（psychology）是研究心理现象的发生、发展及其变化规律的科学。心理现象（mental phenomena）是心理活动的基本表现形式，包括心理过程和人格两大方面（见图2-1）。

（一）心理过程
心理过程（mental process）是指人心理活动发生、发展的过程，亦即人脑对客观现实的反映过程。心理过程主要反映人的心理的共同性方面。

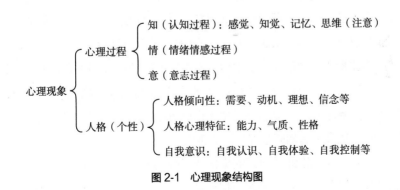

图2-1 心理现象结构图

心理过程包括认知过程、情绪和情感过程、意志过程，即所说的知、情、意。

认知过程是指人脑对接收到的外界输入的信息进行加工处理转换成内在心理活动，进而支配人的行为的过程，是人最基本的心理过程。它主要包括感觉、知觉、记忆、思维等心理活动。情绪和情感过程是指人在认知输入信息的基础上所产生的满意、不满意、喜爱、厌恶等主观体验的过程。意志过程是指人们自觉地确定目的，并根据目的支配和调节自身的行为，去努力达成目标的过程。这三个过程之间相互联系、相互制约，构成一个统一的整体。认知过程是情绪和情感过程和意志过程产生和发展的基础；情绪和情感过程是认知过程和意志过程的动力；意志过程对认知过程和情绪和情感过程具有调控作用。

（二）人格

人格（personality）指一个人所具有的独特倾向性及较为稳定的心理特征的总和。人格主要反映人的心理的个别性方面。人格包括人格倾向性、人格心理特征和自我意识三个方面。人格倾向性包括需要、动机、理想、兴趣等，是指人对客观世界的态度和行为的内部动力。人格心理特征包括能力、气质和性格，是指一个人稳定的、本质的内在特征。自我意识是指一个人对自己的认识和评价，由自我认识、自我体验和自我调控等组成，是衡量人格成熟水平的标志。自我意识的产生和发展过程是一个人逐步社会化的过程，也是个体人格形成的过程。

心理现象的两个方面互相制约、密不可分，一方面人格是在心理过程中形成和表现出来的；另一方面，已形成的人格又会制约和影响个体的心理过程。

二、心理的实质

心理现象是每个人都时刻在体验的、无处不在的、非常熟悉的现象。但是心理现象究竟是怎样产生、发展和变化的？从古至今，人类一直没有停止探索的脚步。大量的事实及科学研究证明：心理是脑的机能，脑是心理的器官，心理是人脑对客观现实主观能动的反映。这是关于心理实质的最基本的正确观点。

（一）心理是脑的机能

随着近代科学的发展，人们逐渐认识到心理是脑的机能，脑才是产生心理活动的器官。没有脑就没有人的心理，正常发育的大脑为个体心理的发生发展提供了物质的基础。心理功能产生于脑，并与脑的一定部位有关，也可代偿。神经心理学研究表明，动物进化到出现神经组织时，就能产生最简单的心理活动，如感觉；进化到脑的出现并随着脑的发达，心理活动也趋向于高级和复杂。生理学家研究发现，心理功能同生理功能一样，每一种心理功能都与脑的某一特定部位相关，如语言运动中枢位于左脑额叶前中央回下方，书写中枢位于左脑额叶额中回后部，听觉语言中枢位于左脑颞上回后部，阅读中枢位于左脑顶叶下部角回等。临床观察也发现，大脑左右两半球的心理功能也有所不同，一定部位的脑损伤在导致生理功能发生改变的同时，也会引起相应心理功能的丧失。

早期的医学、解剖学往往通过研究脑损伤或者脑疾病患者的感觉、行为、能力和人格的改变来了解脑的有关功能。如：著名的菲尼亚斯·盖奇（Phineas Gage）案例引导人们深入思考和研究大脑与人的心理之间的联系；神经学科学家保罗·布洛卡（Paul Broca）通过研究失语症患者，发现大脑左前部的布洛卡区。

当今，生物心理学家已经不必揭开头骨就可以研究大脑机能，如利用脑电图仪测量和分析大脑产生的电活动；利用功能性磁共振成像技术（fMRI）直观地观察到人在进行各种心理活动时，大脑各部位的活跃情况；利用正电子发射断层扫描技术（PET）更为详细地呈现心理活动时大脑不同区域的活跃程度。随着科学技术的进步和研究的深入，人类对于大脑及其心理活动机能的认识将会更加深入。

这一系列研究都说明，心理活动与人脑的活动是紧密相连、不可分割的。没有脑或脑停止发育，心理则不可能产生。

（二）心理是人脑对客观现实的反映

心理是脑的机能，但也并非有了大脑就一定会有心理。心理并不是脑凭空产生的，只有当客观现实作用于人脑时，人脑才会形成对外界的印象，产生心理现象。心理现象是即时发生的和过往经历的客观现实在头脑中的映象，一切心理活动都是大脑对客观现实的反映。有人把大脑比作一座加工厂，客观现实就是所需的原材料；如果只有加工厂，而没有原材料，再好的加工厂也无法生产出产品。也就是说，心理的内容来自于客观现实，大脑若离开了客观现实的刺激，就无法产生心理现象，心理就变成了无源之水、无本之木。客观现实是大脑产生心理活动的源泉和内容，人的社会实践活动是心理产生和发展的基础。心理活动的复杂多样性是由客观现实的复杂多样性决定的。

（三）心理是对客观现实主观能动的反映

现实生活中，对同一客观刺激，不同的人反应不一定相同，有时还会有很大的差异。这是源于人对客观现实的反映，总是受他所积累的个人经验和人格特征所制约，带有个人独特的色彩和明显的主观烙印。

人对客观现实的反映并不是机械的、被动的，而是积极主动的、有选择性的。人们可以根据自己的需要和兴趣，有选择地进行反映；透过现象发现本质，能对事物之间的关系和发展规律做出反映；还能通过意志的作用，随时纠正错误的反映，支配行动、克服困难、改造世界。

同时，人的心理也受到社会性的制约。一个人在社会关系中的地位影响其心理活动的内容。高度复杂的社会需求导致人的心理有高度复杂的主观能动性。人的心理活动会随着社会生活条件和社会关系的变化而不断发展变化，并通过行为来适应或者改变社会性制约的客观条件。

相关链接　　　　狼孩

　　　　1920年，在印度加尔各答深山的一个洞穴里发现了两个由狼哺育长大的小女孩，当地人们打死了狼把她们解救了出来。小的叫阿马拉，约2岁，1年后因病死亡；大的叫卡马拉，约7~8岁，最后也仅仅活到17岁。她们有人类健全的大脑，但因从小就生活在狼窝里，没有与外界接触，没有语言交流，只具有狼性，而不具有人性。

据记载，卡马拉被发现时仅相当于6个月婴儿的心理水平，10岁才学会站立，12岁学会6个单词，14岁学会走路，15岁只学会45个单词，17岁临死时只相当5岁儿童的心理发展水平。事实说明，心理是社会的产物，人类如果脱离正常的社会实践活动，就不会有正常的心理产生。

第二节　心理过程

一、认知过程

认知过程（cognitive process）也称认识过程，是人们认识客观事物的过程，即人脑对各种信息进行加工处理的过程。认知过程包括感觉、知觉、记忆、思维和注意等心理现象。

（一）感知觉

1. 感觉

（1）概念：感觉（sensation）是人脑对当前直接作用于感觉器官的客观事物个别属性的反映。一切较高级的心理活动都在感觉的基础上产生，感觉是人们认识客观世界的基础。

理论与实践　　　　　感觉剥夺实验

　　　　　　　　　　1954年，加拿大心理学家首先进行了"感觉剥夺"实验。实验中要求被试安静地躺在床上，戴上半透明的护目镜限制其视觉；用空气调节器发出的单调声音限制其听觉；手上戴着手套，双臂戴上纸筒套袖，腿脚用夹板固定，限制其触觉；所有外界刺激都被剥夺。被试待在实验室几小时后便开始感到恐慌，焦躁不安，进而产生幻觉；连续几天后，被试又产生了许多病理心理现象如错觉、幻觉；注意力涣散、思维迟钝；失眠、恐惧等，有的直到数日后方能恢复正常。虽然被试每天可得20美元报酬，但这也难以让他们按实验要求在实验室中继续坚持。实验证明，丰富的、多变的环境刺激是维持人的正常生存的必要条件。

（2）分类：根据刺激的性质及来源不同，可将感觉分为外部感觉和内部感觉。①外部感觉：感受来自外部世界的刺激和作用，反映外部客观事物的个别属性，其感受器位于身体表面或接近于身体的表面，包括视觉、听觉、嗅觉、味觉和皮肤感觉等；②内部感觉：感受身体位置和运动及内脏的不同状态，反映机体运动和内脏器官状态的信息，其感受器位于身体的内部器官和组织内，包括运动觉、平衡觉和内脏感觉等。

（3）感受性与感觉阈限：机体对刺激感觉能力的大小称感受性。感受性的大小用感觉阈限的大小来度量。要引起感觉，刺激必须达到一定的量，这种刚刚引起感觉的刺激量就称为绝对感觉阈限。绝对感受性是指刚刚能够觉察出最小刺激量的能力。要引起一个感觉变化，刺激就必须增加或减少到一定数量，能觉察出两个刺激的最小差别量称为差别阈限。对两个刺激的最小差别量的感觉能力，称差别感受性。

（4）感觉的特性：

1）感觉适应：是指外界刺激对同一感受器的持续作用而使感受性发生变化的现象。适应可引起感受性的提高和降低。嗅觉的适应速度比较快，如"入芝兰之室久而不闻其香，入鲍鱼之肆久而不闻其臭"；听觉的适应不大明显；痛觉最难适应。这些具有重要的生物学意义。

2）感觉对比：是指同一感受器接受不同的刺激而使感受性发生变化的现象，包括同时对比和先后对比。如图2-2，同一个灰色纸片放在黑色背景上显得亮，放在白色背景上则显得较暗，此为同时对比现象。如吃完糖再吃苹果，觉得苹果更酸了；吃完苦药马上喝白开水，觉得水变甜了。此为先后对比现象。

3）感觉后像：当刺激停止作用以后，感觉并不立即消失，还能保留一个短暂时间的现象叫感觉后像。如图2-3中，盯住节能灯泡30秒后将视线移到白墙上，你就会看到一颗发亮的节能灯泡。视觉、听觉这种现象比较常见。如余音绕梁、晕轮效应等。

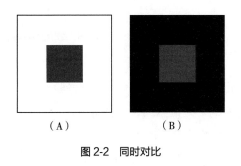

（A）　　　　　　（B）

图2-2　同时对比　　　　　　　　　　图2-3　视觉后像

4）联觉：一种感觉引起另一种感觉的现象叫联觉。如红、橙、黄等类似阳光或者火焰的颜色，使人有温暖的感觉，被称为暖色；蓝、青、绿等与海水、蓝天、森林的颜色相似，使人有清凉的感觉，被称为冷色。不同的颜色还可以引起不同的心理效应，研究表明，蓝色使人镇静，黄色可以刺激食欲，绿色可以缓解心理紧张等。

5）感觉补偿：指某感觉系统的机能丧失后，可以由其他感觉系统的机能来弥补。如盲人视觉缺失，但听觉和触觉比常人更发达；失去听觉的人可以凭着振动感觉来欣赏音乐等。

2. 知觉

（1）概念：知觉（perception）是人脑对当前直接作用于感觉器官的客观事物整体属性的反映。人们通常是在感觉的基础上，以知觉的形式来反映事物，认识客观世界的。

感觉和知觉既有区别又有联系，二者都是客观事物直接作用于感觉器官产生的，同属于认知过程的初级阶段。感觉仅反映客观事物个别属性，知觉是对客观事物整体属性的反映。感觉是知觉的基础，没有感觉对事物个别属性的反映，人们就不可能获得对事物整体的反映。知觉不是感觉成分的简单相加，而是需要借助个体的知识经验，对感觉信息进行组织和解释。没有感觉就没有知觉，没有知觉，就无法认识外界事物，很多时候二者被合称为感知觉。

（2）知觉的特性

1）知觉的选择性：在知觉过程中，人们可根据自己的需要选择知觉对象。这种有选择地知觉外界事物的特性称为知觉的选择性。被选择出来的部分即知觉的对象，其他部分叫背景。知觉的对象和背景不是固定不变的，而是相对的，在一定条件下二者可以互相转换（见图2-4）。

2）知觉的整体性：人的知觉对象有不同的属性，并由不同的部分组成，但人们并不是将其作为孤立的、个别的部分，而是在过去经验的基础上，把事物的各种属性或者各个部分有机地结合起来，知觉为一个整体，形成事物完整的映像，这种特性就是知觉的整体性（见图2-5）。

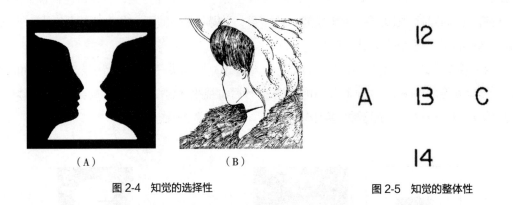

图 2-4　知觉的选择性　　　　　　　　　　　　图 2-5　知觉的整体性

3）知觉的理解性：在知觉过程中，人们总是根据过去已有的知识经验对当前知觉的对象加以解释，并用语词把它揭示出来，使它具有一定的意义，这种特性就是知觉的理解性。人的成长经历不同，知识经验不同，知觉的理解性也会有所不同（见图2-6）。

4）知觉的恒常性：在知觉过程中，当知觉的条件在一定范围内发生变化时，其知觉对象的映象却保持相对稳定不变，这种知觉特性就是知觉的恒常性。知觉的恒常性主要是过去经验的作用，是一种非常普遍的现象。知觉恒常性包括大小恒常性、颜色恒常性、明度恒常性、形状恒常性等，在人们的生活实践中具有重要的现实意义（见图2-7）。

（3）分类

1）根据知觉的对象，可分为空间知觉、时间知觉和运动知觉。空间知觉指对物体的形状、大小、深度、方位等空间特性的反映。上下台阶、穿越马路、驾驶汽车等，均需依靠空间知觉的判断。时间知觉指对客观事物延续性、顺序性和周期性的反映。人的时间知觉与当

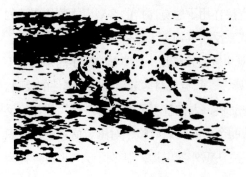

图 2-6　知觉的理解性

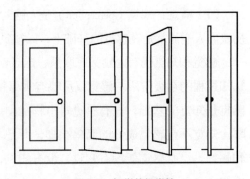

图 2-7　知觉的恒常性

时的情绪、态度、身心状态以及从事的活动性质有关。如"度日如年"，"一日三秋"。运动知觉指对物体在空间位置移动的反映。参与运动知觉的有视觉、动觉、平衡觉等，其中视觉起重要作用。

2）根据知觉正确与否，可分为正确的知觉和错觉。

正确的知觉就是人对客观事物的正确反映。错觉就是不正确的知觉，即人在知觉时不能正确反映外界事物的特性，而出现的种种歪曲现象。错觉在现实生活中只要条件具备，就一定会发生。其中视错觉表现最为明显。常见的有图形错觉、形重错觉、大小错觉和方位错觉等（见图2-8）。

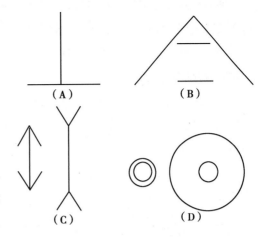

图 2-8　常见的错觉图示

（二）记忆

1. **概念**　记忆（memory）是过去经历过的事物在人脑中的反映。从信息加工的观点来看，记忆就是人脑对所输入的信息进行编码、储存和提取的过程。

2. **分类**

（1）根据记忆内容不同，可分为形象记忆、逻辑记忆、情绪记忆和运动记忆。形象记忆是以感知过的事物的具体形象为内容的记忆，具有明显的直观性，如对图片、声音、影像等的记忆。逻辑记忆是以抽象概念为内容的记忆，具有概括性、理解性、逻辑性特点。学生考试需要背诵的内容，很多用到逻辑记忆。情绪记忆是以个体体验过的情绪或情感为内容的记忆，具有持久性特点。"一朝被蛇咬，十年怕井绳"就是情绪记忆。动作记忆是以人们操作过的动作为内容的记忆，是形成运动熟练技巧的基础。从小就会骑自行车就是动作记忆。

（2）根据记忆保持时间长短不同，可分为瞬时记忆、短时记忆和长时记忆。瞬时记忆也叫感觉记忆、感觉登记，是指刺激物停止作用以后，它的映像在头脑中持续一瞬间的记忆。瞬时记忆是记忆系统的开始阶段。其特点之一是储存时间极短，一般为0.25~2秒。如果这些信息及时被加工，则进入短时记忆，否则就会被遗忘。特点之二是容量较大。一般来讲，凡是进入感觉通道的信息都可以被登记。瞬时记忆是无意识的，对刺激信息的进一步保持具有重要意义。

短时记忆也称操作记忆或工作记忆，是在感觉记忆的基础上，保持在1分钟以内的记忆，是瞬时记忆和长时记忆的中间阶段。其特点之一是储存时间很短，如果不复述，很快就会遗忘；特点之二是容量有限，一般为（7±2）个组块，即5~9个项目。短时记忆是可以被意识到的，容易受到干扰，发生遗忘，但保存的信息若经过复述、加工处理即可转入长时记忆。

长时记忆也称永久记忆，是指信息储存超过1分钟以上直到多年，甚至保持终生的记忆。长时记忆的信息大部分来源于对短时记忆内容的加工，也可因印象深刻一次性获得，是个体积累经验和心理发展的前提，对人的学习和行为决策具有重要意义。个体对社会的适应，主要就是靠长时记忆中随时可以提取出来的知识和经验。其特点是容量没有限度，保持时间从

1分钟以上到终生。

瞬时记忆是记忆的最初阶段，瞬时记忆稍加注意即可进入短时记忆，再经过复述和编码转入长时记忆。瞬时记忆、短时记忆和长时记忆的区分只是相对的，它们之间相互联系、相互影响。任何信息都必须经过瞬时记忆和短时记忆才能转入长时记忆，否则，信息就不可能长时间地存储在大脑中。

3. 记忆的过程　记忆是一个复杂的心理过程，记忆的基本过程包括识记、保持、再现（再认或回忆）三个基本环节。信息加工论认为，记忆就是人脑对外界输入的信息进行编码、存储和提取的过程。

（1）识记：是通过反复感知，识别和记住事物的过程，即信息输入的过程，是记忆的初始环节，是保持和再现的前提。

根据识记时是否有目的性，可将识记分为无意识记和有意识记：①无意识记也称不随意识记，是指没有明确目的、不需要意志努力而形成的识记；②有意识记也称随意识记，是指有明确目的、需要意志努力而形成的识记。

根据是否理解识记的内容，可将识记分为机械识记和意义识记：①机械识记：是指单纯依靠机械地重复进行的识记；②意义识记：在理解的基础上进行的识记。机械识记有助于识记材料精确化，意义识记有助于识记材料系统化。在记忆过程中，两种识记方式相辅相成，都是不可或缺的。

（2）保持：是识记过的事物在大脑中积累、加工、储存和巩固的过程。保持是识记和再现的中间环节，也是记忆的中心环节，在记忆过程中起重要的作用。识记材料的保持是一个动态变化的过程，这种变化既会表现在质的方面，也会表现在量的方面，而记忆保持内容的最大变化就是遗忘。

（3）再现：是记忆过程的最后一个环节，记忆好坏是通过再现表现出来的。它有两种基本形式，即再认和回忆。经历过的事物再度出现时能够确认叫做再认；经历过的事物不在眼前而在脑中重现叫做回忆。再认是一种比较简单的、比回忆水平低的心理过程；回忆是识记和保持的结果，有助于巩固所学的知识。

记忆是一个完整的过程，记忆的三个基本环节之间是密不可分的，缺少任何一个环节，记忆都难以实现。

4. 遗忘　遗忘（forgetting）是对识记过的事物不能再认或回忆，或是错误的再认或回忆。与保持相反的过程就是遗忘。遗忘可分为暂时性遗忘和永久性遗忘。暂时性遗忘即一时不能再认或回忆，但在适当条件下记忆还可能恢复；永久性遗忘即不重新学习，永远也不能再认或回忆。

（1）遗忘的规律：德国心理学家艾宾浩斯最先研究了遗忘的规律，并提出了著名的"艾宾浩斯遗忘曲线"（见图2-9）。该曲线是按遗忘和时间的关系绘成的，揭示了记忆的保存量随时间而变化的规律，即遗忘的进程是不均衡的，

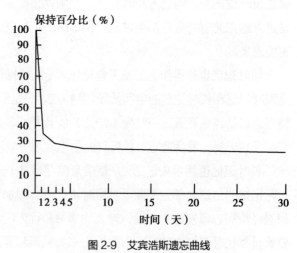

图2-9　艾宾浩斯遗忘曲线

呈现出先快后慢的规律。识记后最初一段时间遗忘较快，以后逐渐减慢，并稳定在一定的水平上。只要掌握遗忘的规律，就可以合理利用它，来提升我们的记忆能力。

（2）影响遗忘进程的因素：遗忘的进程不仅受时间因素的影响，还会受其他因素的影响，主要有：

1）识记材料对遗忘进程的影响：①材料的性质：一般而言，以形象、动作、情绪为内容的记忆保持时间较长，遗忘较慢；以语词、逻辑为内容的记忆，遗忘得较快。②材料的数量：学习程度相同时，需要识记的材料越多遗忘越快，材料越少则遗忘较慢；③材料的类似性：需要识记材料之间类似性越高，干扰越严重，遗忘越快，相反则遗忘越慢；④材料的系列位置：中间识记的材料容易遗忘，而开头和结尾识记的内容记忆效果最好。这是受前摄抑制和倒摄抑制影响的结果。

2）识记者自身因素对遗忘进程的影响：①学习的程度：一般说来，学习内容基本相同时，学习程度越高，遗忘越少。当过度学习程度达到150%时，保持的效果最好；②心理状态：识记者的学习动机、情绪、兴趣及对材料的需要程度等对遗忘的快慢也有一定影响。

（三）思维

1. 概念　思维（thinking）是人脑对客观事物间接的概括的反映，即人们对感性材料进行分析和综合、做出判断、进行推理的认识活动过程。

思维具有间接性和概括性两大特性。间接性是指人们借助一定的媒介，在已有知识经验的基础上，对客观事物进行间接的反映。如医生可以根据患者所拍的 CT 结果来进行疾病的诊断，就是对事物的间接反映。概括性是指人们在感知的基础上，对同一类事物的本质和规律的认识。可表现为两个方面：一是对同一类事物共同属性的概括；二是对事物的本质及规律的概括。例如"球"可以概括为足球、篮球、排球、乒乓球等各种各样的球。它们有共同的本质特征就是运动器具。一切科学的概念、定义、定理都是思维概括的结果。

2. 分类

（1）根据思维的凭借物不同，可以把思维分为动作思维、形象思维、抽象思维。

动作思维又称实践思维，是指通过实际操作来解决具体问题的思维。如运动员一边运动一边考虑动作要领。

形象思维是指通过事物的具体形象和头脑中已有表象来解决问题的思维。如幼儿、学龄前儿童等的思维主要以具体形象思维为主。

抽象思维又称理性思维，是指通过运用抽象概念进行判断、推理来解决问题的思维。如教师指导学生根据实验材料完成科研论文的过程，就属于抽象思维。

（2）根据探索答案的方向不同，可以把思维分为聚合思维和发散思维。

聚合思维又称集中思维、求同思维，即把问题提供的各种信息聚合起来得出一个正确答案的思维。如医生可以通过查体问诊、理化检查等结果来诊断疾病，就属于聚合思维。

发散思维又称逆向思维、求异思维，是指通过把已有信息向不同方向扩散，去探求多种合乎条件的答案的思维。如同一种类型的疾病可能会有多种不同的临床治疗方法。

（3）根据解决问题的态度不同，可以把思维分为习惯性思维和创造性思维。

习惯性思维又称常规思维、惰性思维，是运用已有的知识经验解决问题的程序化思维。如病人感冒发烧，可以用高度白酒、凉毛巾等进行物理降温。

创造性思维指在思维过程中产生新颖、独特、有创见、具有社会价值的思维。如科学家的一切发明创造都属于创造性思维。

3. 思维的过程　思维的过程是指人们通过运用头脑中已有的知识经验，对外界输入的各种信息进行分析与综合、比较与分类、抽象与概括、系统化与具体化的过程。

（1）分析与综合：分析是把客观事物分解为各个部分、各个要素或各个属性的过程；综合是把客观事物的各个部分、各种属性结合起来，形成一个整体的过程。分析与综合是思维的基本环节，是同一思维过程的两个不可分割、相互联系的方面。

（2）比较与分类：比较是对不同事物和现象进行对比，确定其异同，明确其关系的过程；分类则是把事物按不同属性进行区别归类的过程。比较与分类是两种基本的逻辑思维方法，分类是比较的前提，比较是分类的依据。

（3）抽象与概括：抽象是抽出事物的一般、共同、本质的属性与特征，舍弃非本质特征的思维过程；概括是把事物抽取出来的共同属性和特征结合在一起，并推广到其他同类事物上的过程。

（4）具体化与系统化：具体化是把抽象出来的事物的一般性特点应用到具体事物上的过程；系统化是在概括的基础上，把同类事物进行归类的过程。通过具体化和系统化的思维过程，人们在头脑中对事物才逐步形成了一个完整的认识体系。

人类任何的思维活动都是分析与综合、比较与分类、抽象与概括、具体化与系统化这些过程协同作用的过程。

4. 问题解决的过程　问题解决（problem solving）是指由一定情境引起的，有特定目的，需要运用各种认知活动、技能等解决问题的过程。问题解决的思维过程包括四个阶段：发现和提出问题、分析问题、提出假设、检验假设。

（1）发现和提出问题：问题解决首先必须发现和提出问题，只有善于发现问题又能抓住问题的核心，才能正确地解决问题。

（2）分析问题：即寻找问题的主要矛盾，分析问题的原因和性质，找出问题的关键。分析越透彻越有利于解决问题。分析问题很大程度取决于个体的知识经验，知识经验越丰富，在分析问题时就越容易抓住问题的实质。

（3）提出假设：是解决问题的关键，即提出解决问题的方案、策略，确定解决问题的原则、方法和途径。提出假设需要从分析当前问题出发，并依靠已有的知识经验。

（4）检验假设：问题解决时所提出的假设是否正确，直接会影响到问题解决的结果。如果假设被证明是错误的，还需要修改和提出新的假设。检验假设的方法有直接的实践检验和间接的智力活动检验两种。

5. 影响问题解决的因素

（1）知觉特点的影响：不同的人知觉特点不同，解决问题的方式也会有所不同。也就是说，知觉的特点会影响到问题的解决。

（2）心理定势（mental set）的影响：心理定势是心理活动的一种准备状态，是指在过去知识经验的影响下，在解决新问题时的一种习惯化的心理倾向性。解决现实生活中的很多问题需要突破这种思维的定势（见图 2-10）。

（3）功能固着的影响：在问题解决时，人们往往习惯于把某种功能赋予某一物体，即称为功能固着（functional fixedness）。功能固着是思维活动刻板化的一种现象，能否改变这一固有的观念，常常是问题解决的关键。

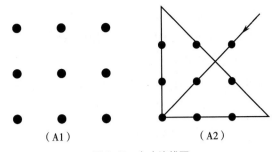

图2-10　九点连线图

（4）迁移的影响：是指已获得的知识经验、技能和方法对解决新问题的影响。迁移有正迁移和负迁移之分。

（5）动机水平的影响：动机水平是指问题解决的迫切程度。动机是问题解决的内部动力，心理学研究表明，动机强度与问题解决的效率有一定关系；在问题解决时，中等动机水平是最有利于问题解决的。

（6）人格特征的影响：社会实践证明，问题解决的效率也受人格特征的影响。性格外向、情绪稳定、思维灵活、有意志力的人往往更有利于问题的解决。

（四）注意

1. 概念　注意（attention）是人的心理活动对一定对象的指向和集中。指向性和集中性是注意的两大特性。所谓指向是心理活动有选择性地针对某一事物；所谓集中是指心理活动深入到所选择的事物中去。

注意本身不是一种独立的心理过程，而是伴随感知、记忆、思维等心理过程的一种心理状态，贯穿于人的整个心理过程之中。注意与心理过程的关系是相互联系，密不可分的。离开心理过程的注意不能独立存在，没有了注意，一切心理过程也就无法产生。

2. 分类　根据注意有无目的性和意志努力的程度，可把注意分为无意注意、有意注意和有意后注意。

（1）无意注意：也称不随意注意，指事先没有预定的目的，也不需要意志努力的注意。在现实生活中，能够引起不随意注意的刺激物是无处不在的，也就是说，不随意注意是可以随时发生的。

（2）有意注意：又称随意注意，指有预定目的，需要意志努力而产生的注意。它是在不随意注意的基础上发展起来的，是人特有的一种心理现象。有意注意受人的意识调节和支配，往往服从于预定的任务和目的。

（3）有意后注意：是指一种既有目的，又无须意志努力的注意。它是在有意注意的基础上发展起来的，兼有不随意注意和随意注意两方面的一些特点。

在现实生活中，无意注意、有意注意与有意后注意三者之间是密切相连的；不随意注意和随意注意可以相互转换，随意注意也可以发展成为有意后注意。

3. 注意的品质　可以从以下几个方面来衡量个体注意力的好坏。

（1）注意的广度：也称注意的范围，指在单位时间内注意到事物的数量。注意的广度会受到知觉对象的空间排列、个体的知识经验、任务的难度等因素的影响。

（2）注意的稳定性：指注意集中于某一事物所持续的时间，是保证顺利完成某项活动所必需的重要因素。注意稳定并不意味着注意总是指向同一对象，而是指注意的总方向和总任务不变，但注意的对象和行动可以有所变化。与注意的稳定性相反的注意特征是注意的分散。

（3）注意的分配：指同时进行两种或两种以上活动时，将注意指向不同的对象。如学生上课时边听讲边做笔记，歌唱家边歌边舞等。注意的分配是有条件的，首先，同时进行的两种活动其中一种必须是熟练的；其次，几种活动之间必须具有紧密的联系。否则，注意的分配就比较困难。

（4）注意的转移：指根据任务的要求，主动把注意从一个对象转移到另一个对象上。注意的转移与分散不同，前者是有目的、主动地进行；后者则是无目的、被动地进行。

二、情绪和情感过程

人类在认识外界客观事物时，必定会产生乐与苦、喜与悲、爱与恨等各种主观性体验，这种人对客观事物的态度体验及相应的行为反应即为情绪和情感。这种情绪和情感与人的认识过程一样，也是对客观世界的一种反映形式。

（一）情绪和情感概述

1. 情绪和情感的概念　情绪和情感（emotion and feeling）是指人对客观事物是否符合自己的需要而产生的态度体验，是人脑对客观事物与人的需要之间关系的反映。情绪和情感是人的一种主观感受，需要是其产生的基础。当需要得到满足时，就会产生满意、喜悦等积极的内心体验；当需要未获得满足时，就会产生悲哀、愤怒等消极的内心体验。

2. 情绪和情感的分类　情绪和情感复杂多样，从不同的角度可分成不同的类别。根据情绪的性质、情绪状态和情感的社会性等内容，可以有如下三种分类方式。

（1）根据情绪的性质分类：人类的四种最基本、最原始的情绪包括快乐、悲哀、愤怒和恐惧。当需要得到满足或者追求的目的达到时，就会产生快乐；当愿望破灭、所追求的目标无法实现时，就会产生悲哀；当因受到干扰而不能达到预期目标，紧张状态积累到一定程度时，就会产生愤怒；当遭遇某种危险情境，企图摆脱、逃避时，就会产生恐惧。

（2）根据情绪的状态分类：情绪状态指的是在某段时间内因受某些事件或情境的影响所产生的一种情绪。根据情绪发生的强度、持续的时间和影响力大小，情绪状态可分为心境、激情和应激三种。

1）心境：是一种具有感染性的，比较微弱而持久的情绪体验状态，通常也叫心情。心境可以影响人的整个精神活动，具有弥散性的特点，如"人逢喜事精神爽"指的就是心境。它不是对于某一事物或情境的特定的体验，而是以同样的态度对待所有的事物或情境。心境在现实生活中因人而异，对人的生活、工作、学习，以及身心健康都会产生重要的影响。积极向上、乐观的心境可以提高人的活动效率，增强自信心，憧憬未来，有益于健康；而消极悲观的心境，会降低人的活动效率，使人丧失信心和希望，过于悲观，有损健康。

2）激情：是指一种强烈的、爆发性的、短暂的情绪状态，通常也叫激动。激情往往是由生活中的重大事件、突如其来的情境或激烈的对立意向冲突所引起。激情状态往往伴随生理变化和明显的外部行为表现，如，盛怒时的咬牙切齿、怒发冲冠，甚至发生痉挛、晕厥等；狂喜时的手舞足蹈、眉开眼笑等。激情具有积极和消极之分，积极的激情可促进个体工作积极性，是激励人上进的强大动力；消极的激情则使人出现"意识狭窄"现象，即认识活动范围缩小，分析能力和自我调控能力减弱，易做出鲁莽的事情或不计后果的行为。

3）应激：指个人对出乎意料的紧急情况或环境刺激做出的适应性反应。出现应激状态时，有的人急中生智，当机立断，集中全部精力去应付突变，从而化险为夷；而有些人则张皇失措，目瞪口呆。个体长期处于应激状态，对健康是很不利的。有关应激的内容将在本书第四章中详细阐述。

（3）根据情感的社会性分类：情感是人类所特有的，是与人的社会性需要相联系的高级的主观体验。人类高级的社会性情感按其性质和内容可分为道德感、理智感和美感。

1）道德感：是根据一定的道德标准评价人的行为、举止、思想、意图时所产生的情感体验。道德感主要包括爱国主义感、集体荣誉感、责任感、同情感和正义感等。道德感是人在社会实践过程中发生和发展起来的，受社会生活条件和阶级关系的制约。

2）理智感：是指人在智力活动中认识和评价客观事物时所产生的情感体验。它与人的认识活动、求知欲、对真理的探求是否得到满足相联系。它是在认识过程中发展起来的，同时又对人们的认识和实践起着重要的推动作用。

3）美感：是按照一定的审美标准来评价外界事物时所产生的情感体验。美感具有强烈的现实性和社会性，不仅物质形态美使人有美的体验，行为美、语言美、心灵美也都能使人产生美的感受与体验。

3. 情绪与情感的区别与联系　情绪和情感合称为感情，反映心理过程中同一现象的不同方面，很难把它们完全分开。现实生活中，情绪与情感之间既相互区别，又相互联系。主要体现在：①情绪发生早，情感产生晚；②情绪通常在有机体的生理需要是否获得满足的情况下产生，为人与动物所共有；情感则与社会需要是否满足相联系，为人所特有；③情绪具有情景性、激动性和暂时性，它往往随情境改变和需要的满足而减弱或消失；情感则具有稳定性、深刻性和持久性，是对人、事稳定态度的反映；④情绪是情感的外在表现形式，情感则是情绪的内在内容，情感的表达往往伴随情绪反应。

4. 情绪的维度与两极性　情绪的维度是指情绪所固有的某些特征，主要指情绪的动力性、激动性、强度和紧张度等方面，这些特征的变化幅度又具有两极性。

（1）从动力性上看，情绪有增力和减力两极：对个体而言，需要得到满足时产生的肯定情绪是积极的，具有增力作用，可提高人的活动能力；需要得不到满足时产生的否定情绪是消极的，具有减力作用，会降低人的活动能力。

（2）从激动度上看，情绪有激动和平静两极：激动是一种强烈的、外显的情绪状态，如激怒、狂喜、极度恐惧等；平静则是一种平稳、安静的情绪状态，是人们正常生活、学习和工作时的基本情绪状态。

（3）从强度上看，情绪有强和弱两极：各类情绪情感的强弱不一，在强弱之间又有各种不同的程度。如从讨厌到厌烦，再到憎恨；从愠怒到愤怒，再到狂怒等。最强和最弱构成情绪的两极。

（4）从紧张度上看，情绪有紧张和轻松两极：适度的紧张状态通常可激发人们的积极行动，但过度紧张则会令人不知所措，甚至导致精神瓦解、行动终止。

（二）情绪的外部表现和生理变化

1. 外部表现 情绪和情感是一种内部的主观体验，但当情绪和情感发生时，又总是伴随着相应的外部行为表现。这些与情绪状态相联系的身体外部变化称为表情，包括面部表情、身段表情、言语表情三种不同的表达方式。

2. 生理变化 主要包括循环系统、呼吸系统、皮肤电、脑电波以及内外分泌腺等方面的变化。如伴随情绪发生的心跳加快、血压升高、瞳孔扩大、呼吸加快、面色变化等。

（三）情绪理论

1. 詹姆斯 - 兰格理论 美国心理学家詹姆士（W. James）和丹麦生理学家兰格（C. Lange）分别于 1884 年和 1885 年提出相同的情绪理论，后被称为詹姆士 - 兰格情绪外周理论，即詹姆士 - 兰格情绪学说。该学说认为使人激动的外部事件所引起的身体变化是情绪产生的直接原因，情绪是对身体变化的感觉，即刺激引起生理反应，进而引起情绪体验。先有机体变化，再有情绪。"我们因为哭，所以悲伤；因为动手打，所以生气；因为发抖，所以怕。并不是我们悲伤了才哭，生气了才打，害怕了才发抖"。

该理论最先认识到了情绪与机体变化的直接关系，推动了有关情绪的进一步研究，但它忽视了中枢神经系统的调节与控制作用，存在一定的片面性。

2. 坎农 - 巴德理论 美国生理学家坎农（W. Cannon）和巴德（P. Bard）强调丘脑在情绪形成中的重要作用。该学说认为，情绪并非外周变化的必然结果，情绪产生的机制不在外周神经系统，而在中枢神经系统的丘脑。人的情绪体验与生理反应是同时发生的。

该理论唤起了人们对丘脑的重要性和情绪的神经生理方面的注意。后来很多实验证明，下丘脑在情绪的形成过程中具有重要作用。有些学者进一步提出了网状结构和边缘系统与情绪的关系，对深入探讨情绪的生理机制具有重要的意义。

3. 沙赫特的认知理论 美国心理学家沙赫特（S. Schachter）认为情绪的产生是刺激因素、生理因素和认知因素协同活动的结果，其中认知因素对情绪的产生起着决定性的作用。其基本观点是，生理唤醒与认知评价之间的密切联系和相互作用决定着情绪，情绪状态以交感神经系统的普通唤醒为特征。如，在深山老林中偶然遇到一只老虎，肯定会引起恐惧；而在动物园中观赏笼子里的老虎，则会感到很有趣味。这正是由于对刺激情境的认知评价不同而引起的截然不同的情绪体验。

沙赫特的情绪研究缺乏对实验效度的分析，而且实验设计复杂，后人难以重复得出相同的结果。但是，他毕竟为情绪的认知理论提供了最早的实验依据，对认知理论的发展起到了一定的推动作用。

相关链接　　　　　　　　**"认知"的作用**

古代阿拉伯学者阿维森纳曾做过一个实验。他把一胎所生的两只小羊羔分别安置在不同的生活环境中。其中一只小羊羔随羊群在水草丰富的草地上自由快乐地生活；而另一只小羊羔旁边却拴着一只狼，它总是看到自己面前这只野兽的威胁，始终处在极度的惊恐状态下，根本没有食欲，不久就因恐惧而死去。曾有心理学家用狗做过有关情绪的实验。他把一只饿狗关在笼子里，让另一只狗在笼子外面吃肉骨头，笼子内的狗只能看着，不久就因在急躁、气愤和嫉妒的负性情绪状态下，产生了神经症性的病态反应。这两个实验告诉我们，"认知"在情绪唤起过程中具有重要作用；极度的负性情绪对身心健康的损害很大。

三、意志过程

（一）意志的概念

意志（will）是指人们有意识地支配、调节行为，通过克服困难以实现预定目的的心理过程。

人的意志离不开行动，它总是要通过行动表现出来，并支配和调节着人的行动。受意志支配的行动称为意志行动。

（二）意志的基本特征

意志是人类特有的高级心理活动过程。人的意志主要体现在意志行动上，意志行动具有以下三个最基本的特征。

1. 意志行动有明确的目的性　行动具有明确的目的性是意志的首要特征，也是意志活动的前提。人在活动之前，活动的结果已作为行动目的以观念的形式存在于人脑中。人类行动的本质就是有目的、有计划、有步骤和有意识的行动，这是人与动物的本质区别。因此，没有目的，就不会有意志行动。

2. 意志行动与克服困难相联系　目的的确立及实现过程中总会遇到各种困难，所以战胜和克服困难的过程，也是意志行动的过程。意志行动是在人们克服困难中集中表现出来的，这是意志行动的核心内容。

3. 意志行动以随意运动为基础　人的行动一般可分随意运动和不随意运动两种。随意运动指的是可以受主观意识控制和调节的运动，具有一定的方向性和目的性。意志行动就是以随意运动为基础，根据实践的目的去组织、支配和调节一系列的行为，组成复杂的行动，从而实现预定的目的。

（三）意志的基本过程

意志的基本过程包括两个阶段，即采取决定阶段和执行决定阶段。

1. 采取决定阶段　意志的采取决定阶段，也是意志行动的初始和准备阶段。此阶段主要有三个基本环节：首先是确定行动的目标。这是意志行动产生的重要环节，往往决定着一个人行动的性质和方向。其次是选择行动的方法。行动目标一旦确定，行动方法的选择就显得尤为重要。最后是制订行动计划。计划的制订，就是为了行动有章可循，使意志行动表现为一个连续、完整、统一的过程。而随着计划的制订，意志行动就进入了执行决定阶段。

2. 执行决定阶段　执行决定阶段是意志行动的完成阶段，是准备阶段的方法和计划全部付诸实施，直至达到预期目的的过程。所以执行决定阶段才是意志行动最重要的阶段，也是人的意志水平的高度表现。如果个体在执行决定阶段遇到障碍就半途而废，则是意志薄弱的表现。

（四）意志品质

意志品质是一个人意志比较稳定的方面，是一个人奋发前进的内部动力，其诸多方面并非孤立，而是有着内在联系的有机整体。意志品质反映了一个人的意志的优劣、强弱和发展水平，贯穿于人的意志行动的始终。

1. **自觉性**　自觉性指人对行动的目的及其意义有明确的认识，并能主动地支配和调节自己的行动使之符合该目的的要求。自觉性贯穿于意志行动的全部过程，具体表现在确定行动目的的自觉性、执行行动目的的自觉性、行动中克服困难的自觉性、对行动结果评价的自觉性。

与自觉性相反的品质是盲目性和独断性。盲目性也叫受暗示性，表现为对自己的行动目的缺乏认识，缺乏坚定的信心和决心，没有主见，人云亦云，易受他人影响；独断性则表现为固执己见，不管自己的目的愿望是否合理，有无实现的可能，也不管各种条件是否具备，一意孤行，刚愎自用。二者都是意志品质不良的表现。

2. **果断性**　果断性指人能迅速、有效、不失时机地采取决断的品质。果断性以正确的认识为前提，以深思熟虑和坚决果敢为基础，是一个人智慧、胆识、学识的有机结合。表现为对自己的行为目的、方法及可能的后果都有深刻的认识和清醒的估计，能在矛盾冲突中迅速权衡利弊、分析判断、明察是非，并能当机立断、敢作敢为，即使面临危险甚至危及生命，也能挺身而出，大义凛然。

与果断性相反的意志品质是优柔寡断和鲁莽草率。优柔寡断者的显著特征是无休止的动机冲突，一事当前，犹豫不决，患得患失，顾虑重重，执行决定时，常出现动摇，怀疑自己的决定是否正确；鲁莽草率者是对事物不加分析和思索，贸然草率做出决定，既不考虑实际情况，也不顾及后果，是一种无理智的表现。

3. **坚韧性**　坚韧性指的是在执行决定时，能够以充沛的精力和百折不挠的精神顽强克服各种困难，坚持到底，实现预定目的的意志品质。正如拉蒂默所言"水滴石穿，不是因其力量，而是因其坚韧不拔、锲而不舍。"具有坚韧性意志品质的人，表现为目标明确，勇往直前，始终如一。坚韧性是人们取得事业成功必不可少的良好的意志品质。

与坚韧性相反的品质是顽固执拗和动摇性。顽固执拗是不能正确地估计自己，也拒绝采纳他人的建议，有时明知有错，还要一意孤行，固执己见，执迷不悟，实际是意志薄弱的表现；动摇性是指遇到困难就畏缩不前甚至妥协，或怀疑自己预定目的是否恰当，不断改变或放弃自己的决定，知难而退，见异思迁，虎头蛇尾，半途而废。顽固执拗和动摇性都属于消极的意志品质。

4. **自制力**　自制力指的是在意志行动中善于管理和控制自己的情绪，能够很好约束自己言行的意志品质。意志的自制力主要表现为对自己的情绪、愿望、兴趣、爱好、动机、注意力等心理过程进行有意识的控制和约束，以期顺利实现自己的目标。自制力表现在意志行动的全部过程中，是一个人具有坚强意志的重要标志。

与自制力相反的品质是任性和怯懦。任性是指不能约束自己行为，我行我素，自我放纵，易冲动，意气用事，任意而为；怯懦是指胆小怕事，遇到事情时惊慌失措，畏缩不前，无法将决定贯彻到底。

第三节　人　格

一、概述

（一）人格的概念

人格（personality）一词来源于拉丁文"persona"，原意是指"面具"，是古希腊戏剧中演员所戴的用具，用以表现演员们所扮演的角色和身份。面具不同，表现角色的特点和人物特征也有所不同。后来心理学借用这个术语用来说明在人生的大舞台上，人也会根据社会角色的不同来换面具，这些面具就是人格的外在表现。由于人格的复杂性，心理学界对人格的概念和定义尚未有一致的看法。我国多数学者现在普遍认可的人格定义是：人格，也称个性，是指一个人的整个精神面貌，即具有一定倾向性的、比较稳定的心理特征的总和。

（二）人格的结构

人格反映一个人整个的精神面貌，具有多层次、多维度、多侧面的复杂的有机心理结构。从构成方式上看，人格是一个系统，由人格倾向性、人格心理特征和自我意识三个子系统组成。

1. **人格倾向性**　人格倾向性是人格系统的动力结构，是人格结构中最活跃的因素，以积极性和选择性为特征，包括需要、动机、兴趣、信念和世界观等。它决定着人对周围世界认识和态度的选择和趋向。

2. **人格心理特征**　人格心理特征是个体在进行心理活动过程中经常、稳定地表现出来的特征，集中反映每个人心理结构的独特性。主要包括人的能力、气质和性格。能力是人格的水平特征，气质是人格的动力特征，而性格是人格心理特征中的核心成分。人格心理特征并非孤立存在，它受到人格倾向性的制约。

3. **自我意识**　自我意识是指个体对所有属于自己的身心各个方面的意识，在人格结构中具有重要的调节作用。自我意识是人的自我调控系统的核心，包括自我认知、自我体验、自我调控三个密切相连的子系统，对人格中的各种成分进行调节和控制，以保证人格的和谐、完整和统一。

人格心理结构的上述三个组成部分构成了一个有机的整体，它们彼此之间互相渗透、互相联系、互相影响、互相制约，共同对人的各种心理活动起着积极的引导和推动作用。

（三）人格的特点

1. **独特性**　人格的独特性也称个别性，是指每个人的心理和行为所存在的差异性。正所谓"人心不同，各如其面"。独特性并不排斥人与人之间心理上的共同性，诸如某一个群体、某一个阶级或某一个民族具有共同的典型的人格特征。

2. **稳定性**　人格的稳定性是指个体在较长的一段时间内所从事的各种活动中经常表现出来的心理特征。正是人格的稳定性特点，才把一个人与另一个人从心理面貌上区别开来。人格的稳定性特点并不排斥人格的可变性，即人格在一定条件下也会发生改变。

3. **整体性**　人格的整体性是指人格是一个统一的整体结构，是人的各种人格倾向性和人格心理特征的有机结合。人格的许多心理特征是相互联系、相互制约的，这种整体性表现为人格内在的统一，使人的内心世界、动机和行为之间保持和谐一致，否则就会导致人格分裂。

4. **社会性**　人格的社会性是指在生物遗传的基础上个体自身所体现出的社会化程度和角色行为。人格是自然性与社会性的统一。人的生物属性是人格形成的基础，而如果只有生物属性，脱离人类社会的实践活动，则不可能形成人格。

（四）人格理论

1. **人格特质论**　1937年美国心理学家奥尔波特（G. W. Allport）最先提出了特质理论，认为人格理论必须具有能代表"生活综合"的测量单元，即特质。特质分为共同特质和个人特质，共同特质是某一文化背景下的人所共有的特质，个人特质则是个人区别于他人的特质。奥尔波特更强调个人特质，强调人与人之间的人格差异。另一位美国心理学家卡特尔（R.B.Cattel）又把特质分成表面特质和根源特质。表面特质是从外部可以观察到的行为；根源特质则隐藏在表面特质之后，是制约表面特质的潜在基础和人格的基本因素。卡特尔因此提出了16种基本的人格因素，并根据这16个特质编制了人格问卷（16PF）。

2. **人格类型论**　1913年瑞士心理学家荣格（C. G. Jung）首次提出人格类型论。他认为人格有内倾和外倾两种类型，后来又提出了具有两种类型特点的中间型。英国心理学家艾森克（H.J.Eysenck）采用内外向与情绪稳定性两个维度来分析人格，并以这两个维度为标准，将人分成四种类型：外向稳定型、内向稳定型、外向不稳定型、内向不稳定型。据此对个体的特质进行评定，来明确其人格类型。

（五）人格形成的影响因素

人格形成是一个动态发展变化的过程。人格正是在生物遗传的基础上，在一定社会环境的影响下，个体通过实践活动逐渐形成和发展起来的。影响人格形成和发展的因素主要包括生物遗传因素、环境因素、人的实践活动和自我教育等。

1. **生物遗传因素**　生物遗传因素是人格形成和发展的自然基础。遗传基因将其携带的父母生物特征传递给子女，影响人的体态、体质和容貌。不过，生物因素只为人格的形成和发展提供了一种可能性，并不能决定人格的发展。

2. **环境因素**　环境是个体人格形成和发展的决定性影响因素。这里所说的环境主要指社会环境，包括家庭、学校和社会文化环境等。

（1）家庭环境：家庭是个体最早接触的环境，更是人格养成的重要启蒙地。来自于家庭环境的各种因素如家庭经济状况、家庭气氛、子女的出生排列顺序、父母的教养方式等，对个体人格的形成和发展都会产生深远的影响，有的甚至会影响个体一生。

父母对子女的教养方式是最重要的家庭因素。父母是孩子最早的教师，父母的言行对儿童的性格形成有潜移默化的作用。父母民主型的教养方式有利于培养和塑造儿童良好、健全的人格；而放纵、溺爱或惩罚型的教养方式就可能妨碍儿童人格的正常发展，极易导致产生人格缺陷或人格障碍。

（2）学校环境：学校课堂教学的内容、班集体的气氛、师生之间的关系和教师的管理教育方式、教师的作风、态度以及思想品质等，对个体人格的形成和发展有着深刻的影响。其中，管理教育方式的影响尤为深刻，例如，民主的管理教育方式，容易形成情绪稳定、积极、友好的人格特征。

（3）社会文化环境：人不是孤立的，而是社会中的一员。人与社会相互影响，社会文化环境也是影响人格形成和发展的重要环境因素。古代有"孟母三迁"，讲孟子的母亲为了孟子成长，寻找良好环境的故事。现代的电视、电影和文学读物等对人格潜移默化的影响也十分明显。

3. 实践活动 个人从事的实践活动，是制约人格形成和发展的一大要素。人在某一特定的实践活动中，反复扮演某一与活动相适应的角色，久而久之，便形成和发展了这一活动所必需的人格特点。不同的实践活动要求不同的人格特点，同时又造就和发展了个体的人格。

4. 自我教育 在实践活动中，个体在接受环境影响的同时，主观能动性也在起着积极的作用。环境因素必须通过个体的自我调节才能起作用，而这个个体的自我调节过程也就是自我教育的过程。因此，从某种意义上说，人格也是自己塑造的。

二、人格倾向性

（一）需要

1. 概念 需要（need）是个体感到某种缺乏而力求获得满足的心理倾向，是人脑对生理需求和社会需求的反映。也正是因为有了需要，人类社会才能够繁衍生息和不断地发展。一旦需要消失，人的生命亦将结束。

（1）需要源于"不平衡"：需要反映的是有机体内部的一种不平衡状态，常以一种"缺乏感"体验着，以意向、愿望的形式表现出来。而这种"不平衡"一旦得到满足，新的"不平衡"就会随之产生。

（2）需要是有机体活动的动力和源泉：需要是个体活动的基本动力，是人的积极性的源泉和内容。人的各种活动，如饥渴觅食、田间劳作、文艺创作、科技发明等，都是在需要的推动下进行，需要引发动机，从而指引人的行为。

（3）需要是有机体内外环境的客观需求在人脑中的反映：这种需求可以来自机体内部，也可以来自机体外部。需要总是指向能满足某种需要的客体或事件。没有需要，人的一切心理活动和行为都将失去目的和意义。

2. 种类

（1）根据需要的起源不同，可分为生理需要和社会需要：生理需要也叫自然需要，是指由生理的不平衡引起的机体本能的需要。它是与生俱来的，是有机体生存和种族延续所必需的一类需要，如充饥解渴、避暑御寒、睡眠及性的需要等；社会需要也叫获得性需要，是指后天习得的反映社会要求而产生的需要。是人类个体在长期的社会化进程中逐步产生和形成的一种特有的高级需要，如对劳动、交往、学习、求知、成就、道德等的需要。

（2）根据需要指向的对象不同，需要可分为物质需要和精神需要：物质需要是指个体对社会物质产品的需要，如对衣、食、住、行等日常生活必需品的需要，对工作条件的需要、对住房待遇的需要等；精神需要是指个体对社会精神产品的需要，如对文化知识的需要、对人际交往的需要、对道德规范的需要等。精神需要是人类所特有的，精神需要和物质需要之间有着密切的关系。

需要的分类是相对的，一般来说，物质需要虽然有的也包括社会需要的成分，但大多属于生理需要；而精神需要基本都是社会需要。

3. **需要层次理论** 需要是个体活动的积极性的动力和源泉。心理学家们长期以来对需要进行了大量的研究，目前比较有影响的需要理论，是美国人本主义心理学家马斯洛于 1968 年提出的需要层次理论。

（1）需要的层次：马斯洛认为个体的需要可以分为五个层次，分别是生理的需要、安全的需要、归属与爱的需要、尊重的需要和自我实现的需要（见图 2-11）。

生理的需要是指维持个体生存和种族延续的需要，如对衣、食、住、行、睡眠和性的需要等。是人的最基本、最原始的需要，同时也是人最强烈、最具有优势的一种需要。生理的需要是推动人们行动的强大动力，是个体生存必不可少的需要。

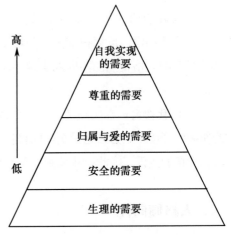

图 2-11　需要层次理论图示

安全的需要是指个体对安全、秩序、稳定以及免除恐惧和焦虑的需要。安全的需要是在生理需要得到满足的基础上产生的，表现为人们对秩序、稳定、工作与生活保障的需要，如对和平稳定的环境、生命健康安全、财产安全、职业安全、劳动安全和心理安全的需要，以求免受威胁、免于孤独、希望生活稳定、免于灾难等。

归属和爱的需要是指个体要求与他人建立情感联系以及隶属于某一群体的需要。它是在生理的需要和安全的需要都获得满足之后才产生的。它包括对社交的需要、群体归属的需要，还包括对友谊、情感、家庭和爱的需要等。它表明人类个体渴望亲密的感情关系，不愿意被孤立或疏离。

尊重的需要是指个体希望得到认可和赞赏，受到他人尊重并尊重他人的需要。就个体而言，尊重的需要主要包括两个方面，即他人尊重和自我尊重，是一种较高层次的需要。尊重的需要是个体对自我价值的一种认同，一旦得到满足，就会使人充满自信，否则容易产生自卑和无能感。

自我实现的需要是人的最高层次的需要，指人们能最大限度地发挥自己的潜在能力，实现个人的理想与抱负的需要。这是在前四种需要都已经获得满足的基础上产生的。在现实生活中，自我实现的需要，可以说是人们普遍追求奋斗的目标，但最终只有少数人才能达到真正的自我实现。

（2）各层次的关系：马斯洛认为，需要的五个层次由低向高，层次越低，力量越强。需要的满足过程逐级上升，当低一级的需要获得满足之后，才向上一个高层次的需要发展。越是高级的需要，就越为人类所特有。层次越高，越难满足。人的行为是由优势需要决定的。同一时期内，个体可存在多种需要，但只有一种占支配地位。各层次需要互相依赖，彼此重叠。较高层次需要发展后，低层次的需要依然存在，只是对人行为的影响比重降低而已。不同层次需要的发展与个体年龄增长相适应，也与社会的经济与文化教育程度有关。在人类进化过程中，低级需要是最早出现的，高级需要出现得较晚，而且高级需要比低级需要复杂得多。所以说，一种高级需要的满足比低级需要的满足要求有更多的前提条件和外部条件。

（3）对需要层次理论的评价：马斯洛的需要层次理论为我们揭示了人的需要的不同层次，强调重视人的价值和潜能的实现，这不仅对建立科学的需要理论具有积极的指导意义，而且在人们的社会实践方面也产生了重要影响。但是它把需要统统看作是先天的、与生俱来的，忽视了社会因素对人的成长的决定性作用；同时，需要层次的划分带有机械主义的色彩，忽视了人的主观能动性，这是它的局限性。

（二）动机

1. 概念 动机（motive）是指驱使和维持个体朝着一定目标活动的内部心理动力。动机是需要获得满足的内部动力，是推动人们进行活动的直接原因。

动机的产生必须满足以下两个必要条件：一是需要。需要是动机产生的内在条件，即动机是在需要的基础上产生的，需要是动机产生的基础和根源，包括生理需要和社会需要。二是诱因。诱因是动机产生的外在条件，即诱因使个体的需要指向具体的目标，从而引发个体的活动，产生了动机，包括物质的和精神的。可见，动机是由需要与诱因共同组成的。因此，动机的强度或力量既取决于需要的性质，也取决于诱因力量的大小。

动机有三种功能：一是激发功能，即动机能激发机体产生某种活动；二是指向功能，即引导活动指向某一目标或对象；三是维持和调节功能，即活动产生以后，动机维持并调节着活动的强度和持续的时间。

2. 种类

（1）根据动机的性质，可分为生理性动机和社会性动机：生理性动机又称生物性动机、原发性动机，是由有机体自身的生物性需要所引发的动机，又叫驱力或内驱力，如吃、穿、休息、性欲、睡眠等；社会性动机也叫心理性动机、习得性动机，是由有机体的社会文化需要所引发的动机，如交往动机、成就动机和权力动机等，人的兴趣、爱好等也都属于社会性动机。因为社会性动机是个体后天习得的，所以个体之间差异很大。

（2）根据动机的来源，可分为外在动机和内在动机：外在动机是指人在外界要求与外力作用下产生的行为动机，如儿童为获得奖励而学习的动机就是外在动机；内在动机则是指由个体内在需要引起的动机，如大学生因懂得专业课的重要而自觉学习的动机就是内在动机。

3. 动机冲突 现实生活中常同时存在多种动机，当动机结构中同时存在性质和强度非常相似或相互矛盾的动机时，个体就会难以决定取舍，表现为行动上的犹豫不决，进而产生彷徨和困惑，这种现象就是动机冲突，也叫动机斗争。动机冲突有四种基本表现形式。

（1）双趋冲突：是指个体同时面临两种具有同样吸引力的目标，产生同等强度的动机，而由于条件限制，只能选其中的一个目标，此时个体表现出难于取舍的矛盾心理，就是双趋冲突。"鱼与熊掌不可兼得"就是典型的双趋冲突。

（2）双避冲突：是指个体同时面临两种事物的威胁，产生同等强度的逃避动机，而个体又必须接受其中一个，才能避开另一个，此时所表现出左右为难的心理状态，就是双避冲突。"前怕狼，后怕虎"、"前有断崖，后有追兵"所描述的正是这种处境。

（3）趋避冲突：是指个体所面临的目标具有利与弊的双重意义，使个体同时产生两种不同的动机态度，既想接受，又想回避，这时所表现出进退两难的心理状态，就是趋避冲突。所谓"想吃鱼又怕鱼刺"就是这种冲突的表现。

（4）多重趋避冲突：是指个体同时面临两个或两个以上的目标，而每个目标又各有优缺点，个体必须进行多重的选择，这时所表现出左顾右盼，难以抉择的心理状态即为多重趋避冲突。

动机冲突的存在，对个体心理影响很大，若不能及时解决，便会造成挫折，产生心理应激，严重的会导致心理障碍。

案例 2-1

王女士，38 岁，银行职员。

王女士因性格倔强，做事追求完美，择偶千挑百选，因而一误再误，最终成为大龄女孩。大半年前在家里的一再介绍催逼下，与刚刚认识不久的一名私企男员工闪婚。婚后却发现丈夫性格内向，不善言辞而且心眼小，大男子主义也特别严重，不懂得尊重自己，多次劝说沟通也没有效果。现在她对结婚悔恨不已，想离婚又怕家人反对，担心同事耻笑。因内心长期焦虑、不安而出现失眠症状，非常痛苦，不知该怎么办？

思考：

1. 王女士的情绪状态出现了什么问题？

2. 她的内心存在怎样的动机冲突？

3. 她需要解决的主要问题是什么？

三、人格心理特征

（一）能力

1. 概念 能力（ability）是指个体所具备的能够直接影响活动效率，并保证成功完成某项活动所必需的心理特征。能力是人格的重要组成部分，它包括两方面内容：一是个体已经表现出来的实际能力，如会交际、会外语、会驾驶等；二是个体自身所具有的潜在能力，也就是还未表现出来的能力，它是个体通过不断地学习、实践后逐步形成并发展起来的能力。实际能力和潜在能力是相互联系、不可分割的。

要想成功地完成某种复杂的活动，只凭单一的能力是远远不够的，一般都需要多种能力的结合。而这多种能力的有机结合被称之为才能。一个人各方面的才能如果在活动中能够达到最完美的结合，并经常能够创造性的完成一种或多种活动，就可称之为天才。

2. 种类 人们根据能力的倾向性不同，把能力分为一般能力和特殊能力。

（1）一般能力：即智力，是指个体完成各种活动都必须具备的能力。它包括观察力、注意力、记忆力、想象力和思维能力五个方面，是保证活动成功必须具有的最基本的心理条件。

（2）特殊能力：又称专门能力，是指个体从事某种专门活动所表现出的能力。它是顺利完成某种专业活动必备的心理条件，如音乐能力、数学能力、运动能力等。

一般能力与特殊能力相互联系、相互影响。一般能力是特殊能力的重要组成部分，一般能力的发展，为特殊能力的形成和发展提供了基础条件；而在各种活动中发展特殊能力，也有助于一般能力的发展。

3. 能力发展与能力差异　在人的一生中，能力发展总是与智力发展交织在一起的，且不同的年龄阶段智力发展的水平也各不相同。能力发展的基本规律是：童年期和少年期是某些能力发展最重要的时期。从 3~4 岁到 12~13 岁，智力的发展与年龄的增长几乎是同步的。12~20 岁智力发展趋于缓慢；20 岁左右至 35 岁智力发展达到巅峰并保持在一个水平状态；35~60 岁智力水平开始缓慢下降；60 岁以后智力水平迅速衰退。

能力的差异指的是人与人之间在智力、体力及工作能力等方面的差异，是由性别、年龄、文化背景等因素造成的。能力的个别差异，主要表现在以下几个方面：

（1）能力水平的差异：在一般能力方面，能力的水平差异主要指智力发展水平的差异。心理学研究表明，能力在人群中总体来说是呈正态分布的，即中间大，两头小。能力很高或很低的人均为少数，绝大多数人的能力都处于中等平均水平。这个利用韦氏智力测验的测试结果就可以进行明确的区分，见表 2-1。

表 2-1　智力的正态分布表

智力等级	IQ 分数	在人口中的比例（％）	智力等级	IQ 分数	在人口中的比例（％）
智力超常	130 以上	1	智力偏低	70~89	19
智力偏高	110~129	19	智力低常	69 以下	1
智力中等	90~109	60			

（2）能力类型的差异：指能力在质的方面的差异，即表现在知觉、记忆、言语、思维等方面表现出来的类型差异。表现在具体行为上，如有的人擅长音乐，有的人擅长美术，有的人擅长舞蹈，各有所长，各有所短。

（3）能力发展年龄的差异：即能力表现早晚的差异。有的人能力发展较早，在儿童时期就显露出非凡的智力和特殊能力，属于才华早露或称早慧。古今中外能力早慧者不胜枚举，如王勃 6 岁善文辞，10 岁能赋诗；李白 5 岁通六甲，7 岁观百家；奥地利作曲家莫扎特 5 岁开始作曲，8 岁试作交响乐，11 岁创作歌剧。另一种是"大器晚成"，指智力的充分发展在较晚的年龄才表现出来。如，我国明代医学家李时珍，61 岁时才写成《本草纲目》；齐白石40 岁才表现出卓越的绘画才能；达尔文 50 岁后才写出名著《物种起源》，一举成为进化论的创始人。可见，人的能力充分发挥有早晚之分，而就社会大众来说，多数人能力突出表现都是在中年，中年是成才和创造发明的最佳年龄。

（4）能力发展性别的差异：关于智力的性别差异研究较多，但结论各异，而基本一致的结论有两方面：第一，男女智力的总体水平大致相等，但男性智力分布的离散程度比女性大；第二，男女的智力结构存在差异，各自具有自己的优势领域。男性在空间知觉能力、分析综合能力、抽象思维能力等方面明显优于女性；女性在听觉能力、语言表达能力、形象思维能力、短时记忆能力等方面明显优于男性。

相关链接　　　　　EQ、IQ 和 MQ

　　　　　　　　　　智商（intelligence quotient，IQ）是代表人的智力水平高低的数量化指标。基本可以反映一个人的观察力、记忆力、思维力、想象力、创造力、分析问题和解决问题的能力。情商（emotional intelligence quotient，EQ）是指管理自己的情绪、处理人际关系的综合性能力。德商（moral intelligence quotient，MQ）反映一个人的德性水平、道德人格品质。德商的内容包括尊重、体贴、容忍、宽恕、负责、诚实、忠心、平和、幽默、礼貌等各种美德。三者之间的比例是 IQ 占35%、EQ 占 45%、MQ 占 20%。也就是说，无论一个人的智商和情商有多高，没有德商的眷顾，在短时间内可能也会得到社会的接受和认可，但经不起历史的考验、时间的印证，在大风大浪中，很容易没入风尘、销声匿迹。

（二）气质

1. **概念**　气质（temperament）是一个人生而具有的典型的、稳定的心理特征，是个体心理活动动力特征的总和。这里所说的动力特征是指个体心理活动在强度、速度、灵活性和稳定性等方面的特征。气质，人们通常也称之为性情、脾气和秉性。气质具有先天性，稳定而不易改变，即所谓"江山易改，禀性难移"。同时，气质因与人的生物学素质有关，也使每个个体的人格染上了独特的色彩。

2. **类型**　气质类型指的是同一类人身上共有的动力特性的有机结合。这些动力特性包括感受性、耐受性、敏捷性、可塑性等。古希腊著名学者希波克拉底最早提出关于气质类型的体液说。他很早就观察到不同人有不同的气质。他认为人体内有血液、黏液、黄胆汁和黑胆汁四种体液，而且每一种体液都和一种气质类型相对应。因此，他根据这四种体液的不同配合比例，把人的气质划分为胆汁质（黄胆汁占优）、多血质（血液占优）、黏液质（黏液占优）、抑郁质（黑胆汁占优）四种不同类型。其具体心理特点如下：

（1）胆汁质：反应速度快，具有较高的反应性和主动性。行为反应速度快，外向，直率热情，精力充沛，情绪兴奋性高；但心境变化激烈，不稳重、好挑衅，易激动，脾气暴躁而不能自制，在克服困难上有坚韧不拔的劲头，但不善于考虑能否做到，工作有明显的周期性，能以极大的热情投身于事业，当精力消耗殆尽时，便失去信心，容易意志消沉、心灰意冷。其代表人物有张飞、李逵等。

（2）多血质：行为反应性高，行动敏捷，外向，活泼好动，善交际，容易适应外界环境变化，易于接受新事物；情感易发生，表情生动，言语具有表达力和感染力。具有较高的主动性，在工作、学习中精力充沛而且效率高，有较强的坚定性和毅力等。但情绪不稳定，注意易分散，兴趣易转移，有些投机取巧，易骄傲，难以忍受一成不变的生活。其代表人物有和珅、王熙凤等。

（3）黏液质：行为反应性低，内向，安静，沉稳，情绪不易激动，也不易流露感情，态度持重，交际适度，自制力强，遇事不慌不忙，能克制冲动，能有条理、持久的工作，严格恪守既定的工作制度和生活秩序；但可塑性差，表现为固定性有余而灵活性不足，易因循守旧、缺乏创新精神，对外界的影响很少做出明确的反应。其代表人物有薛宝钗、刘备等。

（4）抑郁质：行为反应缓慢，动作迟钝，感受性高，敏捷性低，内向，胆小、情绪体验深刻；但多愁善感，遇事常优柔寡断，不善与人交往，易孤僻，遭受挫折以后常常心神不安。但往往富于想象，比较聪明，对力所能及的任务表达出较大的坚韧精神。其代表人物有林黛玉等。

希波克拉底用体液说来解释人的气质类型虽然缺乏科学依据，但上述四种气质类型的人，在日常生活中我们确实随处可见，只不过单一气质类型的人并不多见，大多数人都是具有两种或两种以上的气质混合型。希波克拉底所提出的这四种气质类型名称，千百年来为众多学者所采用，一直沿用至今。

3. 高级神经活动学说　气质的高级神经活动学说是俄国生理学家巴甫洛夫创立的。巴甫洛夫通过大量条件反射的实验研究对人的气质形成的生理机制做了较为科学的解释。他认为，人的高级神经活动过程是兴奋和抑制交替的过程，具有强度、平衡性和灵活性三个基本特性。根据神经过程的这三种基本特性的不同结合，他把人的高级神经活动划分为兴奋型、活泼型、安静型和抑制型四种基本类型。

巴甫洛夫认为，从动物研究划分出的这四种基本类型同样适应于人类，人类的高级神经活动类型就是人类气质类型的生理基础。而且，这四种高级神经活动类型与希波克拉底提出的四种气质类型是一一对应的。人的四种气质类型的特点也正是高级神经活动类型的心理表现。（见表2-2）

表2-2　气质类型与高级神经活动类型的一一对应关系

气质类型	神经类型	神经过程的基本特性		
		强度	平衡性	灵活性
多血质	活泼型	强	平衡	灵活
黏液质	安静型	强	平衡	不灵活
胆汁质	兴奋型	强	不平衡	
抑郁质	抑制型	弱		

4. 气质的意义　气质是个体重要的心理特征，体现了人格的生物学内涵。气质作为一种人格的特征，为人的全部心理活动染上了一层浓厚的个人色彩。它不仅与个体的心理现象关系密切，而且其在个体的各种活动中还发挥着十分重要的作用。

（1）气质类型并无好坏之分：气质是人的天性，本身并无好坏之分，气质类型也无好坏之分。任何一种气质都有积极和消极两个方面。

（2）气质类型并不能决定个体成就的高低：气质是人格赖以形成的条件之一。气质本身不决定一个人的智力发展水平，也不能决定一个人活动的社会价值和成就的高低。具有任何一种气质的人都可培养和发展成为社会所需要的有用之才。实践证明，气质不会决定一个人品质的优劣，但它会影响活动效率。

（3）气质具有稳定性，但也不是一成不变的：人的气质类型是由神经系统活动过程的特性决定的，所以具有明显的先天性。气质的可塑性虽小，但在生活环境和教育的影响下，也会在一定程度上发生某些变化，只不过这种变化过程是非常缓慢的。

（4）气质类型影响个体性格的养成：气质是先天的，性格主要是在后天生活环境中形成的；气质使人的心理活动染上某些独特的色彩并通过性格表现出来。不同的气质类型会形成各种不同的性格特征，而且其难易程度也有很大的差别。例如胆汁质的人易形成坚毅、果敢的性格特征，却难以形成自控情绪冲动的性格特征。

（5）气质类型影响个体的社会适应：气质是构成人们各种人格品质的重要基础，在人的社会适应过程中具有一定的意义。每一个相同或不同气质类型的人都可能成为品德高尚、有益于社会的人；也可能成为道德败坏、有害于社会的人。也就是说，气质并不能决定人的社会价值，它不具有社会评价的意义。

（6）气质类型影响个体的身心健康：不同的气质类型有各自不同的心理特点，对人的身心健康也会产生不同的影响。一般说来，积极、乐观的情绪能够增强人的大脑和神经系统的活动能力，提升个体对生活和工作的热情和自信；而消极不良的情绪易使人的心理活动失衡，以至于出现行为异常，甚至造成身体脏器的损伤，发生疾病。

相关链接　　　　**双性化人格**

双性化人格，是指在个体身上同时具有较多男性气质和较多女性气质的人格心理特征。拥有双性化人格的人，同时具有男性与女性的优点和长处，可表现为既独立又合作，既果断又沉稳，既敏感又豁达，既自信又谨慎，既热情又成熟。这种人比单纯具有男性气质或女性气质的人，有更好的社会适应能力和人际关系的协调能力，他们一般言行一致，乐于助人，家庭婚姻更容易和谐，有更强的自尊心和更积极、肯定的自我评价。这种所谓双性化人格是一种超越传统性别的分类，更是一种健康的心理模式。

（三）性格

1. **概念**　性格（character）是指个体在对现实稳定的态度和与之相适应的习惯化了的行为方式中所表现出来的人格心理特征。可以从以下几方面进行理解。

（1）性格是具有核心意义的心理特征：个体之间人格的差异性主要不是表现为气质、能力的差异，而是表现为性格的差异。性格是人格的核心，是一个人的人格结构中最具有核心意义的心理特征。性格具有直接的社会价值，不同性格特征的社会价值是不一样的。如，善良、诚实等性格对社会有积极作用，而残忍、虚伪等性格对社会有消极作用；品德高尚的人，才能越高对社会的贡献越多；心术不正的人，能力越强对社会的危害也越大。

（2）性格是一种习惯化的比较稳定的心理特征：人的性格是个体在社会实践过程中逐渐形成的，一经形成就比较稳定，并且表现在他的日常各种行动之中。因此，人的一时性的、偶然性的表现不能代表他的性格特征，性格的稳定性是经常性、习惯性的表现。性格也不是一成不变的，性格是在主体与客体的相互作用过程中形成的，同时又在主体与客体的相互作用过程中慢慢地变化着，具有一定的可塑性。

（3）性格表现在一个人对现实的态度及其行为方式中：一般来说，人对现实稳定的态度和人习惯化的行为方式是统一的。性格是个体在社会生活中与特定的社会环境相互作用的产物，受社会历史文化的影响，所以有好坏之分，具有明显的社会道德评价意义。正是人对现实的态度和与之相应的行为方式的独特结合，构成了一个人的独特性格。

2. 性格和气质的关系

（1）区别：气质是人与动物所共有的，由个体先天的遗传素质决定的，是生物进化的结果，具有生物特性。从社会评价的角度来看，气质只是人心理活动的动力特征，因此并没有好坏之分，每一种气质都有积极和消极的一面。气质虽具有可塑性，但可塑性较小，变化缓慢，不易改变。

性格是人类所特有的，是在一定的气质基础上，在后天与社会环境相互作用下形成的，是社会环境的产物，更多地具有社会属性。从社会评价角度来看，性格受社会习俗和社会文化的影响，是对现实社会关系的反映，因此是有好坏之分的。好的性格如谦虚、诚实、勤劳、勇敢等总是为人所欣赏；而不良的性格如懒惰、怯懦、阴险、狡诈等总是为人所唾弃。性格的可塑性较大，虽也具有一定的稳定性，但较易改变。

（2）联系：性格和气质虽有区别，但二者之间又相互渗透、相互影响、相互制约。首先，气质是性格形成的基础，影响性格的养成及表现方式，使人的性格涂上独特的色彩。其次，在生活实践过程中，性格在一定程度上也可掩盖或改造气质，使它服从于社会生活实践的要求。如，一个在严酷的生活环境中养成高度自制力的人，会善于控制自己脾气暴躁、易于冲动的气质特征。不同气质类型的人可以形成同一种性格特征；而同一气质类型的人，性格也可能彼此互不相同。

3. 性格的特征　性格具有非常复杂的结构，它包含着许多特征，这些特征大体可以概括为以下四个方面。

（1）性格的态度特征：是指一个人在处理各种社会关系方面所表现出来的性格特征。主要表现在以下三个方面：一是对社会、集体和他人的态度；二是对工作、学习和生活的态度；三是对自己的态度。

（2）性格的理智特征：是指一个人在认知过程中所表现出来的性格特征。主要表现在以下三个方面：一是感知方面的性格特征；二是记忆方面的性格特征；三是思维想象方面的性格特征。

（3）性格的情绪特征：是指一个人在情绪活动过程中所表现出来的性格特征。主要表现在情绪的强度、情绪的稳定性、情绪的持续性以及情绪的主导心境等方面。在现实生活中，有的人情绪表现强烈，其控制力较弱，因而受情绪影响较大；有的人情绪体验较弱，其控制力较强，因而受情绪影响较小。有的人热情开朗、积极乐观；有的人多愁善感、郁郁寡欢。

（4）性格的意志特征：是指一个人在意志过程方面的性格特征。主要表现在行动是否有明确的目的性，实现目标的行动是否被限制，行动是否有坚持性，在遭遇紧急情况时是否沉着镇定等。

性格的各种特征之间并不是分离的、孤立的，而是彼此关联、相互制约，有机地组成一个整体。同时，这些特征之间也不是一成不变的机械组合，在不同的场合个体会表现出其性格的不同侧面，反映其不同于他人的独特性格特点。

4. 性格的类型 性格类型是指一类人身上所共有的性格特征的独特结合。目前还没有一种为心理学界所公认的有充分科学根据的性格分类理论。下面仅介绍几种比较有代表性的分类学说。

（1）功能优势学说：英国心理学家培因（A. Bain）等人根据理智、情绪和意志三种心理功能所占优势情况，把人的性格划分为理智型、情绪型和意志型三种类型。通常以理智看待事物，并以理智支配自己的行为，理智功能在性格结构中占优势的，属于理智型性格的人；通常情绪体验深刻，言行举止易受情绪左右，情绪功能在性格结构中占优势的，属于情绪型性格的人；通常具有明确的行动目的，行为自制、坚定而持久，意志功能在性格结构中占优势的，属于意志型性格的人。

（2）内外倾向学说：瑞士心理学家荣格依据人的"心理倾向"特征不同，把性格分为内倾型和外倾型两种类型。兴趣和关注点指向外部客体为外倾型，兴趣和关注点指向主体自身则为内倾型。外倾型的人，感情外露，自由奔放，当机立断，不拘小节，独立性强，善于交际，勇于进取，容易适应环境的变化，但也有轻率的一面；内倾型的人，感情深沉，处事谨慎，深思熟虑，缺乏决断能力，但一旦下定决心总能锲而不舍，交际面窄，适应环境不够灵活。

（3）独立顺从学说：美国心理学家魏特金（H. A. Witkin）根据人的参照标志不同，把性格分为独立型和顺从型两种。倾向于利用内在参照标志，对外来信息主动加工的人属于独立型人；而倾向于利用外在参照标志，对外来信息不那么主动地加工的人属于顺从型人。独立型的人，有主见，不易受外来事物的干扰，具有坚定的信念，能独立地判断事物，发现问题，解决问题，易于发挥自己的力量；顺从型的人，缺少主见，易受外界事物的干扰，常不加批判地接受别人的意见，对朋友和群体的依赖性较强，容易与人相处。

四、自我意识

（一）自我意识的概念

自我意识（self-consciousness）是指个体对作为主体和客体存在的自己各方面的意识，包括个体对自己的存在，以及对自己与周围人或物的关系的认识、感受、评价和调控。自我意识是一种多维度、多层次、结构复杂的心理现象，是衡量一个人人格成熟水平的重要标志。

（二）自我意识的结构

自我意识是一个多层次、多维度的心理系统，从内容、形式和存在方式上都表现为多层次的结构。从知、情、意三方面分析，自我意识的结构是由自我认知、自我体验和自我调控三个子系统构成。

1. 自我认知 属于认知范畴，在自我意识系统中具有基础地位。自我认知是指个体对自己的洞察和理解，包括自我观察和自我评价。自我观察是指个体对自己的感知、所思所想以及意向等内部感觉的觉察，并且对所觉察的情况做初步的分析与归纳。自我评价是指个体对自己的想法、期望，以及品德、行为和个性特征等的判断与评估。自我评价是自我调节的重要条件。自我评价的标准多种多样，所以自我评价的角度各有不同。

2. 自我体验 属于情绪情感范畴，是指自我意识在情感上的表现，包括自尊、自信、自爱、自卑、自豪感和成就感等。其中最主要的是自尊和自卑，自尊不足就会产生自卑。自我体验可以促使个体的自我认识转化为信念，来进一步指导个体的言行；同时，还可以通过自我评价的结果，对良好的行为进行激励，对不恰当的行为给予抑制。

3. 自我调控 属于意志行为范畴，是自我意识的能动性的反映。自我调控是指个体自我意识在意志行动上的表现，包括自主、自立、自律、自我检查、自我监督、自我控制和自我教育等。其中自我控制和自我教育是最主要的方面。

自我意识结构的这三种心理成分是相互联系、相互制约的，并统一于个体的自我意识之中。

自我意识在个体成长发展过程中有着十分重要的作用。第一，自我意识是个体认识外部世界的基本条件。人只有先了解自己，才有可能认识外界事物，才能够真正具备认识和改造客观世界的能力。第二，自我意识有促进自我教育的作用。一个人只有意识到自己是谁，意识到自己有何长处和不足，才能够做到取长补短，虚心学习，积极发扬优点，克服缺点，努力实现自我教育。第三，自我意识是改造自身主观因素的基础。它使人能不断地提升自我修养，实现自我监督，努力达到自我完善。

（张殿君）

本章主要介绍心理学的概念、心理的实质；心理现象与心理过程；感知觉、记忆、遗忘、思维、注意等认知过程中的概念、品质特征及分类等；情绪和情感的概念、关系、分类及情绪理论；意志的概念与特性；人格概念、特征、人格形成的影响因素；需要层次理论；动机冲突；气质与性格的概念、关系及分类等方面的内容。

心理学是研究心理现象的发生、发展及其变化规律的科学。心理的实质是人脑对客观现实主观能动的反映。心理现象是心理活动的基本表现形式，包括心理过程和人格两大方面。心理过程包括认知过程、情绪和情感过程和意志过程，主要反映正常个体心理活动所共同性的方面。认知过程是人最基本的心理

过程，主要包括感觉、知觉、记忆、思维等心理活动。情绪和情感过程是指个体对客观事物的需要是否得到满足的一种态度体验。意志是指人们有意识地支配、调节行为，通过克服困难以实现预定目的的心理过程。人格也称个性，是一个人独特的具有一定倾向性的，比较稳定的心理特征的总和，主要反映心理现象的个别性方面。人格包括人格倾向性、人格心理特征和自我意识三个方面。人格倾向性包括需要、动机、理想、兴趣等。人格心理特征包括能力、气质和性格。自我意识是指一个人对自己的认识和评价。自我意识的产生和发展过程是一个人逐步社会化的过程，也是个体人格形成的过程。

1. 解释心理学、心理现象、感觉、知觉、注意、人格、气质、性格的概念。

2. 生活在同一社会环境中的人，为什么会有所不同？请运用所学的心理学知识

解释其原因？

3. 心理学的研究内容是什么？如何理解心理的实质？

心理发展与心理健康

3

03章

学习目标	
掌握	心理发展、生命周期、健康、心理健康、依恋的概念；马斯洛和米特尔曼提出的心理健康的十条标准；儿童期、青少年期、青年期、中年期、老年期心理健康的维护。
熟悉	儿童期、青少年期、青年期、中年期、老年期生理心理发展特点；儿童期、青少年期、青年期、中年期、老年期常见心理问题。
了解	发展的基本观点。

人的一生都在发展，每个发展阶段都有其特定的心理发展任务及相应的心理健康标准。心理健康是人类健康的重要维度。护理学专业的学生应该了解心理发展与心理健康的基本知识，掌握维护和促进个体心理健康的策略。

第一节　概　述

一、心理发展与生命周期

（一）心理发展与生命周期的概念

发展是指个体从受孕（父亲的精子与母亲的卵子结合形成新的生命）到死亡过程中系统的连续性和变化。用"系统"来描述"变化"，意指它们是有序的、模式化的和相对持久的，暂时的情绪波动以及个体外貌、思想、行为的短暂变化不包括在内。发展的连续性是指个体自身保持跨时间的稳定性或者说对过去反映的连续性。心理发展是指个体从出生到死亡心理经历的连续性和变化。

生命周期（life cycle）指个体从生物学受孕到生理死亡所经历的一系列的生命阶段，即从婴幼儿、儿童、少年、青年、中年，老年到死亡的过程，其中包括生物学意义上的成熟和变化过程，个体年龄结构的过渡，以及不同年龄阶段社会经历的变化过程。对于每一个健康发展的个体来说，随着其生物意义上的成熟，每个阶段也有着不同的心理上的任务和心理特征。本节主要讨论个体生命周期中的几个重要的发展阶段及其心理健康特点。

（二）关于人的发展的基本观点

1. **发展是毕生的**　人的整个一生都在发展，从胚胎到死亡始终是一个前进发展的过程，人的发展除了在生物意义上的发育、成熟以外，其行为的变化过程贯穿整个一生。这是一个在时间、顺序和方向等方面各不相同的种种变化的体系。个体的发展受多种因素的影响，是年龄阶段、历史阶段、社会环境等多种因素共同作用的结果。生命的每一阶段都受前一阶段的影响，同时也影响以后的发展阶段，个体一生的经验都对发展有重要意义。

2. **发展是多维和多向的**　发展的形式具有多样性，是多维度的，发展的方向也因发展内容的种类不同而有所不同。心理发展存在很大的个体差异和可塑性，不同的个体有不同的形式，没有一条单一的曲线能描绘个体发展的复杂性。例如，在智力领域，有晶体智力（crystal intelligence）与流体智力（fluid intelligence），两者都随年龄的增加而增长，晶体智力到成年后继续增长，不过增长的速度减慢，而流体智力在成年早期就开始衰退。

3. **发展是获得（成长）与丧失（衰退）的结合**　发展是一个有序变化的过程，不是简单地朝着功能增长方向的运动，生命过程中任何时候的发展都是成长和衰退的结合。任何发展都是新适应能力的获得，同时包含着以前存在的部分能力的丧失。

世界上第一例试管婴儿路易斯·布朗（Louise Brown）。也许路易斯·布朗通过人工授精的诞生方式十分新异，但她自婴儿期到现在34年的成长轨迹，却遵循着普通的模式。虽然每个人的发展过程在细节上千差万别，有些人遭遇了经济上的贫困，或者生活在战乱的国度；另外一些人疲于应付遗传问题，或诸如离异和寄养等家庭问题，然而所有人都跋涉在被称为"毕生发展"的道路上。

毕生发展不仅包括从受孕、出生到死亡的时间跨度，而且包括广泛的研究范围。举例来说，在探讨路易斯·布朗的生命历程时，不同的毕生发展研究专家将关注不同的焦点：①探索行为之生物过程的专家：考察路易斯出生后的功能是否由于宫外受精而受影响；②研究遗传的专家：考察其父母的遗传天赋如何影响路易斯的日后行为；③关注思维发展变化的专家：定期考察路易斯随着年龄的增长，她对于自己受孕本质的理解如何发生改变；④关注身体发育的专家：关注路易斯的生长速度与自然受孕的儿童是否不同；⑤关注社会领域的专家：着眼于路易斯与他人的互动方式、友谊类型。

二、健康与心理健康

（一）健康的概念

1948 年，世界卫生组织（WHO）为健康提出了一个三维的定义，即"健康，不仅仅是没有疾病和身体的虚弱现象，而是一种在身体上、心理上和社会上的完好状态"。健康的内涵在不断发展，1990 年，世界卫生组织进一步对健康的定义作了补充，提出健康还应包括道德健康，即：健康是指一个人在身体健康、心理健康、社会适应健康和道德健康四个方面皆健全。

（二）心理健康的概念

心理健康（mental health），也称心理卫生，对其做出准确的定义是一个较为复杂而困难的问题，到目前为止心理健康与不健康之间还没有一个确定的、绝对的界限。由于心理涉及的范围广泛，包括思维、情绪、能力等多个方面，心理学家们从不同的角度提出不同的观点，给出不同的定义。而且心理健康的概念随时代的变迁、社会文化因素的影响而不断变化。如 English（1958）认为"心理健康是指一种持续的心理状态，当事人在哪种情况下，能有良好的适应能力，具有生命的活力，且能充分发挥其身心潜能。这乃是一种积极的、丰富的情况，不仅是免于心理疾病而已。"一般认为心理健康就是以积极的、有效的心理活动，平稳的、正常的心理状态，对当前和发展着的社会、自然环境以及自我内环境的变化具有良好的适应功能，并由此不断地发展健全的人格，提高生活质量，保持旺盛的精力和愉快的情绪。

（三）心理健康的标准

由于到目前为止仍没有一个全面而确定的心理健康的定义，不同的理论学派、不同专家从不同的角度给予心理健康的定义不完全相同，因此用来判断心理健康的标准也各不相同。其中，影响比较大的有马斯洛和米特尔曼（Mittelman，1951）提出的心理健康十条标准：①有充分的自我安全感；②能充分了解自己，并能恰当估价自己的能力；③生活理想切合实际；④不脱离周围现实环境；⑤能保持人格的完整与和谐；⑥善于从经验中学习；⑦能保持良好的人际关系；⑧能适度地宣泄情绪和控制情绪；⑨在符合团体要求的前提下，能有限度地发挥个性；⑩在不违背社会规范的前提下，能适当地满足个人的基本需求。

我国的一些学者也提出了自己的心理健康标准，包括如下内容：

1. **智力正常** 包括分布在智力正态分布曲线之内者，以及能对日常生活作出正常反应的智力超常者。

2. **情绪良好** 指能够经常保持愉快、开朗、自信的心情，善于从生活中寻求乐趣，对生活充满希望。一旦产生负性情绪，能够并善于调整，具有情绪的稳定性。

3. **人际和谐** 指乐于与人结交，既有稳定而广泛的人际关系，又有知己的朋友；在交往中保持独立而完整的人格，有自知之明，不卑不亢；能客观评价别人，取人之长补己之短，宽以待人，乐于助人等。

4. **适应环境** 指有积极的处世态度，与社会广泛接触，对社会现状有较清晰正确的认识，具有顺应社会改革变化的能力，勇于改造现实环境，达到自我实现与社会奉献的协调统一。

5. **人格完整** 指人格的各个结构要素不存在明显的缺陷与偏差；具有清醒的自我意识，不产生自我同一性混乱；以积极进取的人生观作为人格的核心，有相对完整的心理特征等。

心理健康是一个动态、开放的过程，心理健康与不健康之间并没有绝对的界限，心理健康的人在特别恶劣的环境中，可能也会出现某些失常的行为。判断一个人的心理是否健康，应从整体上根据经常性的行为方式进行综合性的评估。

（四）心理健康与疾病的关系

研究与临床观察证明，心理和社会因素在健康和疾病中具有十分重要的作用，不健康的心理可导致疾病的发生。例如，长时间紧张的工作、经济压力、家庭矛盾等慢性应激，产生情绪的压抑，可引起体内内啡肽、儿茶酚胺等激素的分泌增加，导致胃肠道运动功能紊乱与胃黏膜供血不足，胃酸分泌增加，最终导致胃黏膜腐蚀、溃烂，形成胃十二指肠溃疡。躯体的疾病和痛苦又可影响个体的情绪，反过来可以影响心理的健康，心身的交互作用是影响健康的重要因素。因此，保持健康的心理，建立积极的应对方式和健康的行为方式，是保持健康的重要条件。

（五）心理健康的维护和促进

环境变化及来自社会各方面的压力，都会使个体出现心理紧张，严重时甚至会出现心理障碍。由于生活中的需要不能得到满足，目的不能实现，使得个体出现挫折感或各种心理冲突，心理失去平衡，甚至精神崩溃。因此，心理健康需要维护和促进。一般来说，心理健康维护的目标有两个方面：①一般目标，即治疗心理疾病及处理适应不良行为，并设法尽早发现疾病的倾向，及时矫正或预防疾病的发生；②高级目标，即保持并增进个人和社会的心理健康，发展健全人格，使每个人都有能力适应变动的环境，同时应设法改善社会环境及人际关系，以防止或减少心理不健康的发生。健康促进是目前一种普遍的观点，是促使人们增强自我控制感并改善健康的过程。健康促进可以通过个人的努力，也可通过与医疗系统的配合，还可通过制定某些健康保健的政策来实现。

第二节　不同年龄阶段的心理健康

一、儿童期心理健康

（一）不同阶段儿童的生理心理发展特点

按照人类发展心理的年龄划分，将个体发展分为若干相对独立而又相互联系的阶段。从怀孕到出生为胎儿期。胎儿出生后开始了人生的第一个阶段，直到小学毕业（12岁）结束，这一阶段被称为儿童期。儿童期可进一步分为婴儿期（0~3岁）、幼儿期（3~6、7岁）、童年期（6~12岁）。

1. 婴儿期生理心理发展特点（0~3岁）　婴儿期是人类智慧发生和开始发展的时期，皮亚杰称之为感知运动阶段。婴儿期是个体动作发展、语言发展和思维萌芽的重要阶段。生命的最初3年中，婴儿从躺卧状态和完全没有随意动作逐步发展到操纵物体和独立行走等随意动作，从完全不能说话逐步发展到能够掌握一些简单的词汇并进入积极语言活动的阶段。与此同时，在感知觉迅速发展的基础上，婴儿的注意力和记忆能力水平不断提高，直观感知能力增强，可进行直观动作思维。

此外，婴儿的社会性也得到逐渐发展。1岁以内的婴儿不仅出现了初步的交际活动，而且开始形成和建立较为稳定的依恋关系。从1岁开始，婴儿成为真正的社会化成员，婴儿的社会性开始萌芽，情绪开始从泛化的愉快或不愉快逐渐分化成比较复杂的情绪体验，亲社会行为和攻击性行为也从这个阶段开始发生，开始出现道德行为和道德判断的萌芽。

2. 幼儿期生理心理发展特点（3~6、7岁）　3岁幼儿脑重已达成人的四分之三，7岁时已接近成人。神经纤维髓鞘已基本形成，神经兴奋性逐渐增高，睡眠时间相对减少，条件反射比较稳定，语言进一步发展，掌握词汇量增多，大脑的控制、调节功能逐渐发展。皮亚杰将2~7岁儿童的认知发展称为运算前期。此期认知特点有：①自我中心：以自我中心观点来推测周围事物，无法站在别人的立场角度从事思考，假定每个人的思考都与他一样，以为自己喜欢的东西别人也喜欢，不能理解别人会有不同的想法；②万物有灵论：幼儿相信自然界的事物都和他一样，是有生命、有意识、有目标的，如"太阳公公为什么不到我们家来玩一玩"；③符号功能：指2~4岁的幼儿以某物、某字或某种心理表象来代表未在眼前出现的另一种东西，也称表象功能。它与符号游戏有关，符号游戏是一种装扮游戏，即幼儿假装扮演的一类游戏，如将凳子作为一辆汽车，扫帚装扮成大炮以及过家家游戏等。

幼儿的语言发展经过了单字时期、称呼时期、构句期和好问期。幼儿的智力因素及环境因素影响幼儿语言的发展。

幼儿的感知觉迅速发展，能有意识地进行感知和观察，但不持久，容易转移。记忆带有直观形象性和无意性。无意想象主题多变，以形象思考问题。约5岁后喜欢提问题，开始出现逻辑思维，但由于知识经验和认识能力有限，判断推理能力还有限。

幼儿的情感强烈、易变，容易受外界事物感染，别的孩子笑，他也笑，别人大声叫嚷，他也大声叫嚷，6~7岁时情感的控制调节能力有一定发展。

意志行为也有进一步发展，活动的目的性、独立性逐步增长，能使自己行动服从成人或集体的要求。但自觉性、自制力仍较差。

幼儿个性初步形成，自我意识逐渐发展，3岁左右开始出现自主行为，表现为不听话，对事物的评价常带有极大的主观性。开始发展性别认同，已能区分男孩、女孩。

3. 童年期生理心理发展特点（6~12岁） 这个时期正是小学阶段，故也称学龄期。此期儿童除生殖系统外其他器官已接近成人。脑的发育已趋成熟，是智力发展最快的时期。感知敏锐性提高，感知逐渐具有目的性和有意性；有意注意发展，注意稳定性增长；口头语言迅速发展，开始掌握书写言语，词汇量不断增加；形象思维逐步向抽象逻辑思维过渡，大脑皮质兴奋和抑制过程更为协调，行为自控管理能力增强。其言语、情感、意志、能力和个性也得到不同程度的发展，表现为对事物富于热情，情绪直接、容易外露、波动大，好奇心强，辨别力差。个性得到全面的发展，自我意识与社会意识迅速增长，但性格的可塑性大，道德观念逐步形成，喜欢模仿。

（二）儿童期常见的心理问题

1. 婴儿期常见的心理问题

（1）由于营养不良导致的生理发育迟缓、易激动、失眠、冷漠等。

（2）婴儿期抑郁：主要是因为与父母分离所致，主要表现为婴儿不停的啼哭、易激动、四处寻找父母、退缩、对环境兴趣减退、睡眠减少、食欲下降、体重减轻等。当与父母重新团聚后，症状可消失。

（3）分离焦虑：是指婴儿离开了熟悉的环境或他所依恋的人时所产生的紧张和不安全感，在8~12个月时较明显。

2. 幼儿期常见的心理问题 主要是出现"第一反抗期"，表现为强烈的好奇心和独立的愿望，无所不问，常要自行其是，表现不听话，不论是对还是错都说"不"。

3. 童年期常见的心理问题

（1）学业相关问题：学习困难、注意力障碍、自控能力差、活动过度、拒绝上学等，多发生在小学阶段，尤其是初入学儿童。其中有些问题属于从学龄前期向学龄期过渡过程中出现的暂时性适应不良。

（2）情绪问题：如情绪不稳定、紧张焦虑、孤僻，强迫观念、过分任性或冲动、退缩、恐惧等。此类问题表现程度严重者，须排除精神病性疾患。

（3）品行问题：如偷窃、经常说谎、逃学、破坏公物、攻击行为、各种破坏性行为等，男孩显著多于女孩。

（4）行为问题：如吮指、咬指甲、遗尿、口吃、偏食等。

（三）儿童期心理健康的维护

1. 婴儿期心理健康的维护

（1）确保营养摄取：重视母乳喂养，通过哺乳可增加母亲与孩子在视、听、触摸、语言和情感等方面的沟通，使孩子获得心理上的满足，有助于神经系统的发育和健康情感的发展。家长应注重训练和培养孩子养成良好的定时定量的饮食习惯，控制零食。

（2）满足情感需求，增进母爱：母亲的爱抚对婴儿的心理健康发展至关重要，可以避免婴儿期抑郁和分离焦虑的发生，帮助婴儿建立依恋关系。婴儿形成对母亲依恋的关键期是出生24小时到3个月。很多研究结果表明，孩子与父母早期的依恋关系与他将来社会及情绪发展的顺利与否有直接的关系。

（3）保证充足睡眠：充足的睡眠是保证大脑发育和心理健康的重要条件。

（4）促进运动与智力的发展：适宜的信息刺激能促进婴儿运动、感觉器官和智力的发展。2~3个月的婴儿可做被动体操，空腹时可训练俯卧和俯卧抬头；4~5个月的婴儿可在俯卧的基础上训练四肢运动，或帮助学翻身；爬行不但是一项全身运动的好方法，还能促进大脑的发育，可利用玩具引逗其学爬行。半岁以后应训练用手握东西；10个月以后可训练站立、迈步走路。婴儿的动作训练有益于脑的发育和动作的协调。

2. 幼儿期心理健康的维护

（1）促进幼儿言语的发展：对幼儿提供辅导有助于幼儿语言的发展。例如，父母为幼儿提供良好的语言示范，语音正确，语速适中，尽量使用各种不同的词汇；不要使用婴儿期的儿语；提供幼儿会话的机会，培养幼儿良好的语言习惯，如礼貌用语；鼓励儿童多讲话，不厌其烦地回答儿童提出的各种问题。

（2）对幼儿的独立愿望因势利导："第一反抗期"是自我意识发展的表现，具有积极的意义，应该因势利导，培养幼儿的自我管理能力。例如，引导幼儿自己起床、穿衣、吃饭、系鞋带和大小便等，做得好时应立即予以肯定和表扬，以便好的行为得到强化；同时不要对孩子求全责备，不要因孩子完不成自己的设想而加以责备或讥笑。

（3）玩耍与游戏：是幼儿的主导活动，也是儿童身心健康发展的重要途径，可以帮助幼儿走出自我中心的世界，学会与人交往，与人合作，建立群体伙伴关系。玩耍和游戏是幼儿增长知识、诱发思维和想象力的最好途径。小孩子在一起愉快地玩耍，有利于社会交际、道德品质、自觉纪律、意志、性格和语言表达能力等的培养。

（4）正确对待孩子的无理取闹和过失：幼儿偶尔无理取闹，其动机常是为了引起大人的注意，以达到某个目的。对此，应很好地说明道理，不能无原则地迁就或哄劝，这会对哭闹行为起到强化作用。

（5）父母言谈举止的表率作用：家庭的气氛、父母的言谈举止对幼儿心理发展有重要影响，幼儿评判是非对错常常以父母或老师的言行作标准。因此，父母及老师应给幼儿做好表率。

3. 童年期心理健康的维护

（1）科学合理安排学习：童年期是一个由游戏活动为主导转变为学习为主导的时期。根据这一时期儿童的特点，老师和家长对新入学儿童应多给予具体的指导帮助，要重视新生各项常规训练，如课堂学习常规、品德行为常规等；学习时间不宜过长，内容上应生动活泼，要注意教学的直观性、趣味性；培养和激发儿童好学的动机、兴趣和坚强的意志。

（2）组织社会劳动：儿童在劳动中不仅能增加对周围事物的认识，而且能增加与家人以外的成人及小朋友相处的机会，从中学会人际交往，发展友谊感和责任心，培养热爱劳动、助人为乐的人格。

（3）培养开拓创造性思维：成年人容易把多年积累的经验和知识灌输给小孩，容易出现说教式教育，对小孩的行为加以干预，诸如"这是对的，那是错的"，这样会影响小孩探索和创造性思维的发展。儿童的教育不但要强调传授文化知识，还应注意儿童思维的灵活性、多向性、创造力和想象力的培养。

（4）注意"情商"的培养："情商"即非智力因素，也就是良好的心理品质，应着重从以下三个方面加以培养：①良好的道德情操，积极、乐观、豁达的品性；②良好的意志品质，困难面前不低头的勇气，持之以恒的韧性；③同情与关心他人的品质，善于与人相处，善于调节控制自己的情感。

二、青少年期心理健康

（一）青少年期生理心理发展特点

青少年期一般是指 12~18 岁，是介于儿童与成年之间的成长时期，是从不成熟走向成熟的过渡时期，这一阶段的个体在生理上和心理上要经历很大的变化。青少年时期是生长和发育的快速阶段。生理方面发生巨大的变化，身高、体重快速增长。在内分泌激素的作用下，男女第二性征相继出现，性功能开始成熟。男性表现为喉结的出现，声音变粗，生长胡须，出现遗精等；女性出现声音变尖，乳房发育，月经来潮。这一时期脑和神经系统发育基本完成，第二信号系统作用显著提高。

青少年期的认知活动具有一定精确性和概括性，意义识记增强，抽象逻辑思维开始占主导，思维的独立性、批判性有所发展，逐渐学会了独立思考问题。同时，自我意识存在矛盾，一方面青少年逐渐意识到自己已长大成人，希望独立，强烈要求自作主张，不喜欢老师、家长过多的管束，好与同龄人集群；另一方面由于阅历浅，实践少，在许多方面还不成熟，经济上不能独立，从而出现独立性与依赖性的矛盾。想象力丰富、思维活跃、容易理想化，出现理想与现实的矛盾。可塑性大，易受外界的影响，情绪容易波动。性意识开始觉醒，产生对异性的好奇、关注和接近倾向，由于社会环境的制约，出现性意识与社会规范之间的矛盾。

（二）青少年期常见的心理问题

青少年期是一个从幼稚走向成熟的时期，是一个朝气蓬勃、充满活力的时期，是一个开始由家庭更多地迈进社会的时期，同时也是一个变化巨大，面临多种危机的时期。据估计我国目前初中生心理不健康的约为 15%，高中生约为 19%。在心理咨询中，青少年期常见的心理问题大致表现以下几个方面：

1. 青少年抑郁症　青少年心理问题中最常见最严重的是青少年抑郁症，因为由其导致的自杀可给家庭带来不可估量的伤害和损失。如果学生在一段时间内体验到心情不愉快、高兴不起来、烦闷，对平时感兴趣的事情变得乏味；思考能力下降、脑子迟钝、注意力难以集中、记忆力减退；学习失去了动力、人变"懒"了甚至厌学；对成绩下降变得无所谓或对什么都无所谓；以及失眠、全身乏力、食欲缺乏等；甚至感到活着没意义、产生轻生的念头，就要考虑其是否患上了抑郁症，应及时采取针对性的干预措施。

2. 对人恐惧症　也是青春期常见的心理疾病，表现为见到异性表情不自然、感到脸红、怕跟人目光对视或怕被别人目光注视，控制不住用"余光"看人或控制不住目光看对方的敏感部位，觉得别人能看出他的表情变化和窘态，能洞察到他内心的想法等等，于是避开他人，影响与别人的交往，非常焦虑痛苦，但往往因症状难于启齿而不敢就医。

3. 性烦恼和性困惑　性烦恼的产生是由于性意识觉醒之后青少年的生理需求与社会行为规范的矛盾所致。性困惑是青少年对自身性发育、性成熟的生理变化产生神奇感及探索心理的表现。由于社会伦理道德的约束和对性教育的神秘化，常会导致青少年的心理冲突。

4. 学习压力　青少年学习负担重，常给他们带来沉重的心理压力。学习压力常来源于他们对学习现状的不满和不恰当的比较，不能接受自己的现状，过分注重结果，而体会不到学习的兴趣。有些青少年承受不了这些心理压力，会表现出异乎寻常的反抗情绪，极个别青少年甚至消极自杀。

5. 人际交往的压力　随着年龄的增长，独立意识的增强，青少年与社会的交往越来越广泛，他们渴望独立的愿望日益增强。社会交往、发展亲密的伙伴关系是青少年的一种精神需要。因人际关系压力而烦恼的青少年通常表现为自卑、过分注意他人评价、容易受到伤害、虚荣心强、怕丢面子等。

（三）青少年期心理健康的维护

1. 发展良好的自我意识　开展青春期的自我意识教育，使青少年正确认识自身的发展变化规律，学会客观地认识自己，既看到自己的长处，也看到不足，能客观地评价别人。学会面对现实，从自己的实际出发，确立当前的奋斗目标。

2. 保持情绪稳定　青少年的情绪容易受外界的影响，不稳定、容易冲动，易从一个极端走向另一个极端。应帮助他们找到适合自己的应对挫折的方法，父母与老师应以中立的态度接受他们的倾诉和宣泄，让他们学会在遭遇挫折或失败时怎样去获得社会支持，以缓解应激。

3. 预防性意识困扰　性是青少年最为困扰的问题之一，特别是青春发育期。应及时地对青少年进行性教育，包括心理和生理两个方面。让青少年对性器官及第二性征有正确的认识，以消除他们对之产生的神秘、好奇、不安、恐惧感；培养高尚的道德情操，提高法制观念，自觉抵制黄色影视书刊的不良影响；使青少年正确认识和理解性意识与性冲动，增进男女之间的正常交往，通过心理健康教育解决一些特殊的问题，如手淫、性梦、失恋等。

4. 消除心理代沟　代沟是指两代人之间心理上的差异和距离，一般是指父母与子女在思维、行为上尤其是在看待事物的观点上的差异。由此可以引起相互之间的隔阂、猜疑，甚至导致青少年离家出走。代沟具有两重心理意义，一方面，它意味着中学生自我意识的发展，心理已趋向成熟，具有积极的社会化倾向；另一方面，它使家庭关系紧张，影响两代人的心身健康，导致个别子女离家出走甚至更严重的后果。因此，对于严重的"代沟"应予重视，应该设法通过心理咨询等方式，促进双方及早进行心理调适。其目标是指导子女尊重、体谅父母，理解父母的唠叨啰嗦；同时，指导父母尊重、理解和信任孩子。

三、青年期心理健康

青年期是介于青少年期与中年期之间的阶段，是人生中最宝贵的黄金时期，生理与心理都已达到成熟，精力充沛，富于创造力，开始走向完全独立的生活，也面临着许多挑战。

（一）青年期的生理心理发展特点

1. 生理特征　青年在 22 岁左右生长发育已经成熟，各种生理功能已进入青壮年的最佳状态。身体素质包括机体在活动中表现出来的力量、耐力、速度、灵敏性和柔韧性等，在青年期进入高峰。脑的形态与功能已趋成熟。

2. 心理特征　青年期个体在心理的各个方面得到了全面发展，主要表现如下：

（1）认知能力趋于完善。青年人的词汇已很丰富，口语及书面表达趋于完善，抽象逻辑思维能力和注意的稳定性日益发达，观察的概括性和稳定性提高，并且富于幻想。

（2）情绪情感丰富、强烈，但不稳定，同时，情感的内容也越发深刻且带有明显的倾向性。随着年龄的增长，其自我控制能力逐渐提高。

（3）意志活动控制力日渐增强，表现在自觉性与主动性的增强，遇事常常愿意主动钻研，而不希望依靠外力。随着知识与经验的增加，行为的果断性也有所增强。

（4）人格逐渐成熟。其一，表现为自我意识趋于成熟，一方面，对自身能进行自我批评和自我教育，做到自尊、自爱、自强、自立；另一方面，也懂得尊重他人，评价他人的能力也趋于成熟。其二，人生观、道德观已形成，对自然、社会、人生和恋爱等都有了比较稳定而系统的看法，对自然现象的科学解释、对社会发展状况的基本了解、对人生的认识与择偶标准的逐步确定，表明其社会化的进程已大大加快了。青年人各种能力发展不一，但观察力、记忆力、思维能力、注意力等均先后达到高峰。

（二）青年期常见的心理问题

1. 环境适应问题　进入大学或走上工作岗位，都要面对生疏的人和环境，再加上多数人为独生子女，从小受到父母的宠爱，对家庭有较强的依赖性，缺乏必要的生活经验，如何适应独立的生活环境对于他们是一大挑战，如果适应不良就会产生孤独、焦虑、不安、沮丧等心理。

2. 学业与职业的问题　青年人要面对从被动学习向自主学习模式的转变，如不能适应这种变化，就会产生心理压力，表现为厌学、紧张、自卑等消极的心理状态。此外，每个人都有自己的梦想，由于各种因素，所学专业或所从事行业并不能与他们的兴趣、爱好相一致，如果不能正视现实，及时调整心态，就容易产生自暴自弃、怨天尤人的不良心理。

3. 性心理的困扰　随着性生理的成熟，青年人的性心理有了很大程度发展。他们对性知识有浓厚的兴趣，向往与异性交往，有着强烈的性冲动。大众传媒及色情书刊的性渲染对青年人有强烈的吸引力，造成性心理困扰；社会生活经验不足使青年人对性与恋爱问题的认识更趋于感性化和理想化，当遇到实际问题时，则易表现出矛盾的行为与心态，如性压抑、单相思等。

4. 人际交往的问题　青年人成人感与自主性有了很大发展，有着强烈的交往需要，渴望获得友谊。然而在交往过程中，由于缺乏必要的生活磨炼以及社会交往的阅历，对人际交往存在着认知上的偏差，表现出恐惧社交，甚至拒绝社交的心理倾向。

（三）青年期的心理健康的维护

青年期是个人事业的准备期。青年人应树立远大抱负，多学习，既要博览群书，又要多向社会学习，有意选择一些锻炼自己的机会，在与别人的交往与实践中正确地认识自己、认识他人，不断完善自己的人格。

学业与职业、仪表、恋爱与婚姻、同伴关系、家庭关系等因素容易导致青年人的消极情绪，不利于心理健康。青年人应注意摆脱不良情绪的干扰，防止由此引发的心理疾患。同时要克制不必要的冲动，遇事冷静、客观看待，防止因一时冲动而做错事。

青年人应合理有效地克制性欲，自尊自爱，遵守性道德准则，保持正常的男女交往，不轻易流露超越友谊的情感，慎重建立恋爱关系，一旦步入婚姻殿堂就应担负起相应责任。

四、中年期心理健康

中年期，又称为成年中期，一般是指 35~60 岁这一阶段。由于中年期时间间隔较长，约 20 余年，所以研究者又将 35~50 岁称为中年前期，50~60 岁称为中年后期。在中年前期，个体处在生命的全盛时期，体力好、精力旺盛、工作能力强、效率高，知识经验和智力水平都处于高峰期；而在中年后期，个体的体力和心理发展状态开始呈现下降的趋势，但随年龄增长，个体的经验越来越丰富，知识面更宽广、深厚，故工作能力和效率依然较高。

随着生活和医疗条件的改善，人类的平均寿命不断延长。因此对中年期的年龄划分是相对的。对于不同个体来说，应因人而异。

（一）中年期的生理心理发展特点

1. 生理功能逐渐减退　中年期的生理发展介于青年期和老年期之间。青年期是生理功能日趋成熟和旺盛的时期；老年期是组织器官的老化期和生理功能的退行期；中年期则是生理成熟的延续阶段，也是生理功能从旺盛逐渐走向退化的转变期。

进入中年期后，人体的各个器官系统功能逐渐从完全成熟走向衰退。身体发胖，体重增加，头发逐渐变白变疏，颜面部皮肤渐显粗糙，各种感觉器官的功能开始减退，大脑和内脏器官系统也逐步走向退化。

2. 心理功能特点

（1）认知特点：中年人的智力发展模式是晶体智力继续上升，流体智力缓慢下降，智力技巧保持相对稳定，实用智力在不断增长。中年人积累了较多理论知识和实践经验，思维能力达到较高水平，因而善于作出理性的分析，具有较强的解决问题的能力。

（2）情绪和意志特征：中年人情绪趋于稳定，较青年人更善于控制自己的情绪。做事具有更强的目的性，自我意识明确，意志坚定，个性稳定，是事业上最容易成功的阶段。

（二）中年期常见的心理问题

人到中年，大致走完人生旅途中的一半。中年人不论在社会、在家庭，都处于一个承上启下的中坚地位。他们经历了半生奋斗，闯过了人生的风风雨雨，在事业上已有一定成绩，但肩上仍继续承担着事业的重担；在家庭中，既要抚育尚未完全独立的儿女，还要赡养年迈的父母，有"操不完的心"、"做不完的事"，成为负荷最大的人群。中年人往往心力交瘁，容易产生心理健康问题。

1. 反应速度与记忆能力的下降　中年期的反应速度和机械记忆能力已经明显不及年轻人，但他们的理解能力、思维的综合能力及思维的深度广度，则明显优于年轻人。由于刚过了青年期，中年人对这种初级、简单认知功能的下降（如反应慢、机械记忆水平不及青年人等自然情况）可能认识不清，一时难以接受，以为自己老之将至，从而产生悲观失望的心理状态。

2. 渴望健康与追求成就的矛盾　由于中年人是社会的中坚力量，在工作单位也多为骨干，承担着重要的任务和职责，受到领导的重用和信任。也正因为如此，在繁忙的工作和高度的责任感驱使下，他们往往无暇关注自己的身体健康，无暇参加健康体检。对疾病的早期症状麻痹大意，即使对一些较为明显的症状也未足够重视和采取有效措施，以致错过最佳治疗阶段，导致病情恶化，甚至失去救治的机会。

3. 人际关系错综复杂　中年期的人际关系最为复杂。人际关系矛盾是中年期常见的问题。在工作关系中，中年人要小心处理好与老年同事、年轻同事的关系，还要处理上下级间的关系。尤其是原来的同事现在变成了自己的上级或下属。如何对待这种社会地位的演变，如何转换社会角色，对中年人是个考验。如果处理不好，会使自己失去心理平衡，产生内心的矛盾冲突，影响工作关系，并给自身的健康带来不利影响。

在社会关系中，中年人本来已建立起较为稳定、可靠的社会支持体系。但可能因为自身社会地位的发展变化，疏远或失去过去的朋友和同学。这也会给中年人带来一些失落感。

在亲属关系中，原来充当抚养人、保护人的长辈已经进入老年，他们会反过来对中年人产生经济上、情感上的依赖。中年人在百忙中还必须分出精力、时间去关照他们的身体健康、心理上的需求，通常称之为"反哺现象"。这也时常让中年人不得不牺牲休息、甚至工作时间，往返奔忙。节假日探望、有病时陪床，既要做孝子，又不能耽误工作，使中年人心力交瘁。

4. 家庭与事业的双趋冲突　家庭安宁幸福，有助于中年人一心一意搞事业；事业的成功和发展，又有助于家庭稳定。然而家庭和事业对于中年人的要求和期望，又往往形成一对矛盾。中年人既想做个好丈夫（或妻子）、做个好父亲（或母亲），又要做个好职工（或领导），这就很容易使自己在家庭与事业之间陷入双趋冲突。

5. 变化的客观环境造成心理压力　中年人经历了政治体制、经济体制及人事制度的全面改革，在体验自己生活日益向现代化迈进的同时，也看到自己周围许多人（或许包括自身）面临着下岗、再就业。在新的知识、信息大量涌来的时候，也感到自己需要知识更新，引起心理的紧张、焦虑及其他心理应激反应和适应性问题。

6. 更年期综合征　更年期标志着中年向老年的过渡，女性一般在45～50岁开始，男性则比女性要晚几年。更年期是生理和心理上比较明显地呈现衰老过程的一个起点，是人生的正常发育阶段。临床表现为头昏、失眠、乏力、注意力不集中、记忆力下降等神经衰弱症状和自主神经功能紊乱。在其影响下，他们在日常生活中表现出神情紧张、情绪起伏波动、易激怒、烦躁、焦虑和抑郁等心理症状，严重时会对生活失去信心。

（三）中年期心理健康的维护

1. 掌握心理调节方法与技巧　中年人要在平时的工作、学习、生活中，学习和应用心理调节方法与技巧，例如，培养幽默感；改变非理性认知；采用积极的应对方式；培养乐观、开朗的性格等。中年人要主动适应工作和生活环境，保持健康的情绪，维持心理平衡。

2. 注意劳逸结合　中年人在工作上要量力而行，不要超负荷运转；淡泊名利、陶冶性情，不应因工作繁忙而忽视体育锻炼。适当的文体活动，不仅能消除疲劳，增进身体健康，还可陶冶情操，增进心理健康。

3. 保持良好的人际关系　人际关系紧张是影响中年人心理健康的重要原因之一。中年人要注意协调和处理好各种人际关系，要克服虚荣、嫉妒、冲动、软弱、孤僻和过分内向的个性；培养踏实、稳重、果敢、坚韧、合群的个性，建立良好的人际关系。

4. 做好退休前的心理准备　许多老年人退休后的适应困难，都来自于退休前的心理准备不充分。为此，应注意以下几方面：

（1）提前安排退休后的角色转变：退休意味着主要社会角色及社会地位和价值的丧失。为成功做好这一角色转变，要主动设计退休后的社会角色，努力摆脱原有的"社会角色"。

（2）培养新的兴趣和爱好：生活的愉快在于生活的充实，用新的兴趣爱好填充退休后的时间，是老年人退休后愉快生活的重要保证。因此，退休前新的兴趣和爱好的培养是重要的心理准备内容。

（3）重新认识和调整夫妻生活：包括生活起居的调整以及培养共同的兴趣、爱好等。只要彼此给予更多的理解和关照，情感的依恋会更强，有助于退休前的心理准备和退休后的生活适应。

五、老年期心理健康

老年期，也称成年晚期，是指 60 岁以后的时期。根据联合国教科文组织规定，在一个国家或地区人口的年龄构成中，60 岁以上者占 10% 或 65 岁以上者占 7%，则成为人口老龄化的国家或地区。我国 60 岁以上的老年人已经超过 1.2 亿，是世界上老年人口最多的一个国家。不断提高老年人的心理健康水平，使老年人幸福、愉快地欢度晚年，已成为我国的一个重要卫生课题。

（一）老年期的生理心理特点

1. 生理功能衰退　步入老年，各系统功能趋向衰退。脑细胞减少，细胞功能减弱；心血管功能下降，心脏病、高血压等疾病的发病率增多；肺的肺泡部分相对地减少，由 20 多岁时占肺的 60%~70% 降至 50% 以下，肺活量下降；肾脏重量减轻、老化；甲状腺重量减轻，甲状腺功能减弱，甲状旁腺分泌功能下降；肾上腺重量减轻，前列腺肥大，性腺萎缩，分泌功能下降；骨的含钙量减少，脆性增加，容易骨折；皮肤的组织萎缩，弹性下降；皮脂腺萎缩、汗液分泌减少，皮肤干燥、无光泽、皱纹多；肌肉萎缩，弹性减弱，肌力下降。

2. 心理特征发生变化

（1）感知觉功能下降：感知觉是个体心理发展过程中最早出现的心理功能，也是最早出现衰退的功能。老年人视力减退，出现"老花眼"，听力也出现下降。

（2）记忆的变化：记忆力下降，无论是识记，还是再认、重现能力均不如中青年。近期记忆差，易遗忘，表现为常忘事；远期记忆保持效果好，常能对往事准确而生动地回忆。理解记忆尚佳，机械记忆进一步衰退。

（3）情绪和人格的改变：情绪趋于不稳定，表现为易兴奋、激惹、喜欢唠叨，情绪激动后需较长时间才能恢复。人格上表现出以自我为中心，猜疑、保守、情绪化、内倾性和顺从性等特点。男女两性也出现同化的趋势，具体表现为：男性爱唠叨，变得女性化；女性更爱唠叨，变得更加女性化。

（二）老年期常见的心理问题

1. 退休后综合征　离退休后，老年人的工作、生活环境和社会角色都会发生一系列变化。从为生活奔波的谋职者变成了旁观者，从以工作为重心转为以闲暇为中心，从以工作单位为核心转为以家庭为核心，从紧张的生活转为清闲的生活，从接触的人多事多到接触的人少事少，从关怀子女者变成接受子女赡养者，从经济比较富裕者变成收入微薄者，从思想比较积极变为消极等等，在思想、生活、情绪、习惯、人际关系等多方面出现不适应，表现为"退休后综合征"。

2. 恐惧疾病和死亡　步入老年期，个体常患有一种或多种老年疾病，越来越深刻地意识到死亡的临近，并由此产生心理波动。研究表明，老年人出现死亡念头的频率较高，特别是那些患有一种或多种慢性疾病，给晚年生活带来痛苦和不便的老年人。他们常会想到与"死"有关的问题，并不得不随时做出迎接死亡的准备，表现出恐惧和焦虑。

（三）老年期心理健康的维护

1. 适应退休后的生活，享受老年生活　老年人对退休的现实有一个逐渐适应的过程，帮助他们进行自我调节十分重要。第一，把退休看作是一个成功生活历程的一部分。对于老年期出现的各种衰退现象，要有思想准备。改变其认知，以乐观的态度，面对人生中"有钱有闲"的这段时间，尽情地享受退休后的时光。第二，坚持学习，活到老，学到老。进入"老年大学"一类的学习场所，不仅可以改善老年人的心理活动能力，特别是记忆力和智力，延缓和推迟衰老，还可以使老年人紧跟时代的发展前进，放宽眼界。生活于集体之中，将学习所得，加上自己过去的知识和经验，做些有益于集体和公众的事，体现个人价值，减少孤独感和失落感。第三，培养和坚持各种兴趣爱好，做到"老有所乐"。这既可以丰富生活，激发对生活的兴趣，又可以协调、平衡神经系统的活动，使神经系统更好地调节全身各个系统、各个器官的生理活动，对推迟和延缓衰老起积极作用。第四，保持必要的人际交往，积极投身社会生活，对生活中的各种问题，面对现实，以切实的方法解决，不退缩，不逃避；参加体育锻炼，保持身体健康；学会寻找快乐，学会享受老年生活。

2. 正确面对疾病和死亡　死亡也是生活的一个部分，只有对死亡有思想准备，不回避，不幻想，才能让老年人克服对死亡的恐惧心理，从容不迫地生活。同时，子女应在生活上积极照料老人，对老人多关心多体贴，多进行情感上的交流，老人有病及时医治，使老人感觉温暖和安全。

相关链接

衰老的理论：死亡为什么不可避免？

衰老的遗传程序理论认为，人的 DNA 遗传密码包含了细胞繁殖的内置时间限制。当超过由遗传决定的那段时间之后，细胞就不再分裂了，个体从此开始走向衰老。

磨损理论认为，衰老和身体退化是身体的机械功能磨损完了，就像汽车和洗衣机一样。一些支持磨损理论的研究者指出，为了能进行各种活动，身体会不断制造能量，同时生成副产品。这些副产品与毒素以及日常生活中面临的各种威胁共同起作用，逐渐破坏身体的正常功能。最后的结果就是衰退和死亡。

（杨秀木）

学习小结

本章主要介绍健康、心理健康、发展、毕生发展的概念，以及心理健康的国内外标准；儿童期、青少年期、青年期、中年期、老年期的心理特点、心理问题和心理健康的维护。健康，不仅仅是没有疾病和身体的虚弱现象，而是一种在身体上、心理上和社会上的完满状态。心理健康是以积极的、有效的心理活动，平稳的、正常的心理状态，对当前和发展着的社会、自然环境以及自我内环境变化具有良好的适应功能，并由此不断发展健全的人格，提高生活质量，保持旺盛的精力和愉快的情绪。心理健康十条标准：①有充分的自我安全感；②能充分了解自己，并能恰当估价自己的能力；③生活理想切合实际；④不脱离周围现实环境；⑤能保持人格的完整与和谐；⑥善于从经验中学习；⑦能保持良好的人际关系；⑧能适度地宣泄情绪和控制情绪；⑨在符合团体要求的前提下，能有限度地发挥个性；⑩在不违背社会规范的前提下，能适当地满足个人的基本需求。

复习参考题

1. 什么是健康？什么是心理健康？

2. 心理健康的标准有哪些？

3. 如何进行青少年阶段的心理健康维护？

第四章　心理应激与心身疾病

4

学习目标	
掌握	应激、应激源、应对、社会支持、心身疾病的概念；应激源的分类。
熟悉	应激的生理反应、心理反应、行为反应；应激的中介因素；常见的心身疾病。
了解	一般适应综合征；应激的理论模型。

第一节 概 述

一、应激的概念

应激（stress）也被称为压力，是多学科关注的概念。下面简单介绍在应激研究方面代表性的学者及其对应激的界定。

（一）坎农的稳态与应激

20 世纪 20 年代，生理学家坎农（W.B. Cannon）提出稳态学说和应激概念，是应激研究的起点。

人体每一部分（细胞、器官、系统）的功能活动都是在一定范围内波动，并通过各种自我调节机制，在变化着的内、外环境中保持着动态平衡。坎农将这种机体在面对环境变化时保持内环境稳定的过程称为内稳态或自稳态。当个体遇到严重的内外环境干扰时，自稳态被打破，个体的生理机制会出现以下变化：①交感 - 肾上腺髓质系统激活，交感兴奋性增高；②心率加快，血压升高，心肌收缩力增强，心排血量增加；③呼吸频率加快，潮气量增加；④脑和骨骼肌血流量增加，而皮肤、黏膜和消化道血流量减少；⑤脂肪动员，肝糖原分解；⑥凝血时间缩短。坎农将这种面对严重刺激时机体出现的整体反应，称之为应激，即或战或逃反应。

坎农的自稳态、应激概念，涉及了内外环境刺激与机体功能反应稳定问题，这与后来的应激研究密切相关。

理论与实践　　　　　　　　　士兵的反常行为——应激反应

　　　　一次，拿破仑骑着马正穿越一片树林，忽然听到一阵呼救声。他扬鞭策马，来到湖边，看见一个士兵在湖里拼命挣扎，并向深水中漂去。岸边的几个兵乱成了一团，因为都不会游泳，不知该怎么办。拿破仑问旁边的那几个士兵："他会游泳吗？""只能扑腾几下！"拿破仑立刻从侍卫手中拿过一支枪，朝落水的士兵大喊："赶紧给我游回来，不然我毙了你。"说完，朝那人的前方开了两枪。落水人听出是拿破仑的声音，又听到拿破仑要枪毙他，一下子使出浑身的力气，猛地转身，扑腾扑腾地游了回来。不会游泳的士兵突然发生戏剧性转变，是因为拿破仑"不游回来就毙了你"的强烈刺激，使他产生"应激反应"，才使出全身力量，自救成功。

　　　　无论是动物或人类，在遇到突如其来的危险情境时，身体会自动发出一种类似"总动员"的应激反应。这种本能性的生理反应，可使个体立即进入应激状态，以维护其生命的安全。

（二）塞里的"一般适应综合征"与应激

在坎农稳态学说的影响下，1936 年，塞里（H.Selye）提出"一般适应综合征"和应激概念，标志着现代应激研究的开始。

塞里从 20 世纪初开始，就一直研究各种刺激因素对人体的影响，他发现，不同性质的外部刺激如冷、热、缺氧、感染及强制性约束等引起的机体反应都是非特异性的，即各种各样的不同因素都可以引起同样的反应，都可以产生同样的应激症状群，称之为一般适应综合征（general adaptation syndrome）。其作用在于维持有机体功能的完整，它的产生一般经历警戒期、抵抗期和衰竭期三个阶段。

1. 警戒期　是机体为了应对有害环境刺激而唤起体内整体防御能力的动员阶段。此时机体的主要生理变化为肾上腺素分泌增加、血压升高及呼吸心率加快，全身的血液集中供应到心、脑、肺和骨骼肌系统，使机体处于最好的准备阶段（准备战斗或逃跑）。

2. 抵抗期　如果持续暴露在有害环境之中，机体就会转入抵抗或适应阶段，通过增加合成代谢以增强对应激源的抵抗程度。这个阶段某些警戒期反应发生改变甚至逆转。

3. 衰竭期　如果继续处于有害刺激之下或有害刺激过于严重，机体会丧失所获得的抵抗能力而转入衰竭阶段。此时动员阶段的症状会再次出现，而且成为不可逆的，也可以造成疾病状态，产生所谓适应性疾病甚至造成死亡。

塞里的主要贡献在于探索了应激导致的肾上腺皮质的反应，是本世纪生物学与医学上的重大进展，但由于塞里过分地强调了人体对紧张刺激的生理反应，而忽略了心理因素在应激中的中介作用，具有其局限性。

（三）拉扎勒斯的应激、认知评价与应对

20 世纪 60-80 年代，以拉扎勒斯（R. S. Lazarus）为代表的心理学家提出认知评价及应对方式在应激中的重要中介作用。拉扎勒斯认为应激刺激或生活事件虽然是应激源，但应激反应是否出现以及如何出现，决定于当事人对事件的认知。此后，拉扎勒斯等进一步研究应对方式在应激中的中介作用，从而将应激研究逐渐引向应激、认知评价和应对方式等多因素的关系方面。

如上所述，应激是不断发展着的概念，对应激的界定，不同学科、学者持各自见解。综合各种观点，本章将应激界定如下：应激是个体"察觉"各种刺激对其生理、心理及社会系统威胁时的整体现象，所引起的反应可以是适应或适应不良。此定义把应激看作一个连续的动态过程，它既非简单刺激，也非简单反应，而是受多种中介因素影响的动态过程。该过程既包括作为应激源的刺激物，也包括应激反应，更重要的是还包括有机体与刺激物或环境之间的互动作用。

二、应激理论模型

应激的理论模型是用来解释应激发生、发展过程的理论体系。借助于应激理论模型，人们可以更好地理解应激。下面介绍两种主要的应激理论模型。

（一）应激过程模型

该模型认为应激是由应激源到应激反应的多因素作用的过程（图 4-1）。

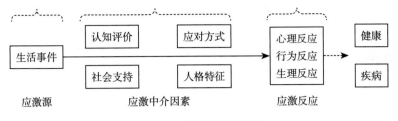

图 4-1　应激过程模型示意图

根据应激过程模型，应激是个体对环境威胁或挑战的一种适应过程；应激的原因是生活事件，应激的结果是适应的和不适应的心身反应；从生活事件到应激反应的过程受个体的认知、应对方式、社会支持等多种因素的影响。

应激过程模型基本上还是单维的，只是反映应激各有关因素之间的部分关系，其中心点指向应激反应。

（二）应激系统模型

该模型认为应激有关因素之间不仅仅是单向的从因到果或从刺激到反应的过程，而是多因素相互作用的系统（图4-2）。应激系统模型具有以下特征：①应激是多因素作用的系统；②各因素相互影响，可能互为因果；③各因素之间动态的平衡或失衡，决定个体的健康或疾病；④认知因素在平衡和失衡中起关键作用；⑤人格因素起核心作用。

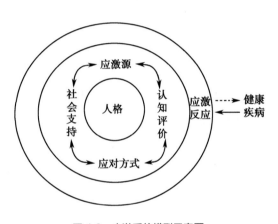

图 4-2　应激系统模型示意图

根据应激系统模型，个体可以对刺激作出不同的认知评价，从而采用不同的应对方式和利用不同的社会支持，导致不同的应激反应；反过来，应激反应也影响社会支持、应对方式、认知评价直至生活事件；同样，认知评价、应对方式、社会支持、个性特征等也分别各自或共同影响其他因素或者反之受其他因素的影响。它们既可以是因，也可以是果。

第二节　应激源

一、应激源的概念

应激源（stressor）指能够引起个体产生应激的各种刺激。在动物实验中，常见的应激源包括电击、水浸、捆绑、拥挤、恐吓等。在人类，应激源就是各种生活事件，包括来自生物的、心理的、社会的和文化的各种事件。目前在心理应激研究领域，一般将生活事件和应激源作为同义词来看待。

二、应激源的分类

（一）根据应激源的来源分类

1. **内部应激源**　指产生于有机体内部的各种需求或刺激，包括生理方面和心理方面。生理方面如头痛、发热、肢体伤害等；心理方面如期望过高、追求完美等。

2. **外部应激源**　指产生于有机体外部的各种需求或刺激，包括自然环境和社会环境两方面。自然环境方面有空气污染、噪声、天气炎热等，社会环境方面有人际关系不良、工作不顺心、夫妻感情不和等。

（二）根据应激源的生物、心理、社会、文化属性分类

1. **躯体性应激源**　指由于直接作用于躯体而产生应激的刺激物，包括理化因素、生物因素和疾病因素等。例如，冷、热、噪音、机械损伤、细菌、病毒、放射性物质等均属于躯体性应激源。

2. **心理性应激源**　指导致个体产生焦虑、恐惧和抑郁等情绪反应的各种心理冲突和心理挫折。心理冲突是一种心理困境，其形成是由于个体同时有两种或两种以上动机而无法同时获得满足而引起的。心理冲突的形式常见的有4种：双趋冲突、双避冲突、趋避冲突、多重趋避冲突。

心理挫折指个体在从事有目的的活动过程中，遇到无法克服的障碍或干扰，致使个人动机无法实现、个人需要不能满足的一种情绪状态。日常生活中，人们随时随地都可能遭遇挫折的情境，因而产生挫折。例如，因患重病而不能工作，婚事遭到父母反对，经济困难而不能上学等。

3. **社会性应激源**　社会性应激源范围极广，日常生活中大大小小的事，诸如家庭冲突、子女生病、亲人去世、天灾人祸、动乱、战争等都属于此类。社会性应激源是人类生活中最为普遍的一类应激源，它与人类的许多疾病有着密切的联系。

4. **文化性应激源**　指一个人从熟悉的环境到陌生环境中，由于生活方式、语言环境、价值观念、风俗习惯的变化所引起的冲突和挑战。文化性应激源对个体的影响持久且深刻。

（三）根据应激源的可控制性分类

1. **可控制性应激源**　指个体可以对其进行控制如预防、减弱、消除等的应激源。日常生活中此类应激源很多。例如，由于粗心造成的工作失误，朋友太少，与上级关系紧张等。

2. **不可控制性应激源**　指个体不能对其进行控制的应激源。此类应激源难以预防，而且一旦出现作为一个普通人无法消除甚至减少其影响。例如，死亡、交通拥堵、利益分配不公等。

需要说明的是，这两类应激源的划分是相对的，两者不存在绝对的界线。在一些人看来是可控制的应激源，或许在另外一些人看来则是不可控制的。

此外，根据应激源的强度还可将其分为危机性应激源、重大应激源和日常应激源。其中危机性应激源的强度最大，日常应激源的强度最小。根据应激的现象学分类，还可把它分为

工作中的应激源、恋爱、婚姻和家庭中的应激源、人际关系应激源、经济问题应激源等。由于应激源种类繁多，许多应激源还存在交叉，因此较难对其进行严格的分类。

第三节　应激的心理社会中介因素

一、认知评价

认知评价（cognitive evaluation or appraisal）指个体对遇到的生活事件的性质、程度和可能危害情况的认知估计。认知评价在生活事件到应激反应的过程中起重要的中介作用。对同样的应激源，认知评价不同，所引起的应激反应也截然不同。例如，一位便衣武警路遇一个强盗，他会认为强盗未对他造成任何威胁，而且他还可趁机抓捕强盗。此情况下，出现强盗几乎未引起武警的应激反应。但若普通人遇到强盗，其应激反应就会比较强烈，原因在于他会自认势单力薄，可能会被强盗抢走财物，甚至危害其生命安全，他必须迅速做出战斗、逃跑或屈服的决定。

认知评价分为初级评价和次级评价：①初级评价：指个体在某一事件发生时立即通过认知活动判断其是否与自己有利害关系。如果初级评价与己无关，则个体进入适应状态；如果初级评价与己有关，则进入次级评价；②次级评价：指一旦初级评价得到事件与己有利害关系的判断，个体立即会对事件是否可以改变及对个体的能力作出估计，这就是次级评价。随着次级评价，个体会同时进行相应的活动。如果次级评价事件是可以改变的，采用的往往是问题关注应对；如果次级评价事件是不可改变的，则往往采用情绪关注应对。

认知评价既受其他因素的影响，又影响其他因素。首先，个体人格特征会在一定程度上影响其认知评价。例如，对同样的生活事件，乐观者往往比悲观者做出更积极的认知评价。其次，社会支持也在一定程度上影响个体的认知评价。应激反应同样影响认知评价。例如，等待手术期间因过分紧张导致失眠，后者可能使手术当日患者的认知趋向于消极。受认知评价影响较为明显的因素是应对方式。例如，当人们认为某件应激源可控制时，往往采用问题关注应对的方式应对应激源；而如果认为某件应激源不可控制时，往往采用情绪关注应对的方式应对应激源。

相关链接　　　　认知评价的经典实验

1964 年，Speisman、Lazarus 和 Mordkoff 进行了一个经典的应激实验。实验过程如下：让大学生观看一个部落首领的任职仪式，其中包括阉割生殖器的情节。在观看电影之前，把大学生分成 4 个实验组：第一组学生听一个人类学家对这个仪式进行理性的描述；第二组学生听关于这个仪式的讲座，讲座的内容主要强调这个仪式给首领带来的兴奋，而不是他所遭受的痛苦；第三组学生听一个专门强调首领所承受痛苦的描述；第四组学生不给予任何知识背景的介绍，他们观看的电影也没有声音。研究者采用自主神经唤醒水平的测量（皮电、心率）和自我报告法评估被试的应激反应强度。

研究结果发现，前两组学生体验的应激强度明显比第三组学生的应激强度轻。此实验说明，应激不仅取决于应激源本身，也取决于个体对它的认知评价。

二、应对方式

应对（coping）又称应对策略或应付，是个体对应激源以及因应激源而出现的自身不平衡状态所采取的认知和行为措施。应对与心理防御机制不同。前者是应激理论的概念，主要是意识和行为的；后者是精神分析理论的概念，是潜意识的。但两者也存在一定联系，例如，两者都是心理的自我保护措施。

应对的分类有很多。Zimbardo（1985）提出，根据应对的目的把应对分为两类：一类是通过直接的行动改变应激源或个体与应激的关系，如抗争（fight）、逃避（flight）、妥协（compromising）等。另一类是通过麻痹自我感觉的活动改变自我，而不是改变应激源，如使用药物、放松治疗、分散注意、幻想等。Bililings 和 Moss（1980）提出应对方式的三种类型：①积极的认知应对，指个体希望以一种自信有能力控制应激的乐观态度评价应激事件，以便在心理上有效地应对应激；②积极的行为应对，指个体采取明显的行动，希望以行动解决问题；③回避应对，指个体企图回避主动对抗或希望采用间接方式，如过度饮食、大量吸烟等方式，缓解与应激有关的情绪紧张。Lazarus 和 Folkman 提出的应对分类被人们广泛认可，他们把应对分为问题关注应对（problem-focused coping）和情绪关注应对（emotion-focused coping）两种。问题为中心的应对，是通过获取如何行动的信息，改变自己的行为或采取行动以改善人与环境之间关系的努力。情绪为中心的应对，是调节自己由外界的伤害、威胁引起的不良情绪的努力。从应对是否有利于缓冲应激的作用，从而对健康产生有利或者不利的影响来看，应对分为积极应对和消极应对。

应对方式既受其他因素的影响，又影响其他因素。生活事件属性的不同，应对方式往往不同，连续的负性生活事件也可能使个体的应对方式倾向消极。认知评价直接决定个体采用问题关注应对或者情绪关注应对，且个体的认知策略本身就是一种应对，如再评价。社会支持在一定程度上可以改变个体的应对方式，如在遇到危急情况时，是否有熟悉的人伴随可以影响个体的应对策略。个性特征也间接影响个体对特定事件的应对方式。例如，具有爆发性人格特征的人在紧急事件面前容易失去有效的应对能力。应激反应同样影响应对方式，如长期慢性应激可以使个体进入失助状态，失去积极应对环境的能力。

相关链接　　　　心理防御机制

防御机制（defense mechanism）的概念最初由弗洛伊德（Freud）提出，后由他的女儿安娜·弗洛伊德（Anna Freud）对之进行了系统的研究。心理防御机制是指人们面对应激情境时，无意识所采取的手段。它具有三个主要特点：①防御机制属于精神分析理论的内容，是个体无意识采取的应付应激情境的手段；②防御更多地取决于个体自身的心理特点（特别是人格）；③对同一个体，所使用的防御机制具有相对稳定的特点，较少随情境而发生大的变化。

根据发展过程中出现的早晚，心理防御机制分为以下四类：①"精神病性"防御机制：婴幼儿常常采用这种防御机制，正常成人多暂时使用，因精神病患常极端地采用，故称"精神病性"，包括否认、歪曲和外射等；②不成熟的防御机制：多发生于幼儿期，也常被成年人采用，包括内向投射、倒退和幻想等；③神经症性防御机制：少年期得到充分采用，成年人常采用，但神经症病患常极端地采用，故称神经症型，包括合理化、转移、反向、抵消、补偿、隔离、压抑等；④成熟的防御机制：出现较晚，是一种有效的心理防御机制，成熟的正常成人经常采用，包括幽默、升华、理智化等。

三、社会支持

社会支持（social support）指个体与社会各方面，包括亲属、朋友、同事、伙伴等社会人以及家庭、单位、党团、工会等社团组织，所产生的精神上和物质上的联系程度。社会支持可分为客观支持和主观支持。客观支持指个体与社会所发生的客观或实际的联系程度，包括得到的物质上直接援助和社会网络关系。主观支持指个体体验到在社会中被尊重、被支持、被理解和满意的程度。

当前许多研究已证实，社会支持是影响应激反应结果的重要中介变量。它具有减轻应激反应的作用，与应激引起的身心反应呈负相关。目前学术界对社会支持影响个体心理健康的机制存在着两种不同的观点和假设模型。一种观点是独立作用假说，也称为主效应模型（the main-effect model）。该理论认为，无论生活事件存在与否，个体是否处在应激状态下，社会支持始终具有一种潜在维护身心健康的作用。由于此结论源自研究的统计结果，即统计结果仅发现社会支持对个体身心反应症状的主效应，而未出现社会支持与不良生活事件之间的交互作用，故称为主效应模型。另一种观点是缓冲作用假说，也称为缓冲器模型（the buffering model）。这种观点认为社会支持对健康的影响表现在其能缓冲生活事件对健康的损害，但其本身对健康无直接影响。这种缓冲主要体现在两个方面：其一，社会支持会影响个体对潜在应激事件的认知评价，即由于个体认识到社会支持的存在，不会把潜在的应激源评价为现实的应激源；其二，应激源产生后，足够的社会支持可帮助个体消除或减弱应激源，并对应激源进行再评价，从而缓解应激反应症状。

社会支持既受其他因素的影响，又影响其他因素。生活事件可以直接导致社会支持的问题，例如，临床发现，夫妻经常争吵（生活事件），会导致家庭支持减少。认知因素影响个体社会支持的获得，例如，由于不能正确认识和理解周围朋友的关心，降低了主观社会支持水平。某些应对方式本身就涉及社会支持的问题，如求助、倾诉，成功的应对能增加社会支持。个性特征可以影响个体的客观社会支持程度，也可影响其主观社会支持程度。应激反应同样影响社会支持，例如，慢性疼痛综合征患者，后期的社会支持水平会变得很低。社会支持同样也影响认知评价、应对方式和应激反应。

四、人格特征

人格影响应激过程一般通过两种机制。①暴露差异假设（differential exposure hypothesis），即人格因素影响个体暴露于应激源的程度，从而导致应激反应不同。这种情况发生在应激源是人格与应激反应的中介因素的情形下。例如，A 型人格的个体期望较高，往往对自己提出不切实际的要求，从而使其更多地暴露于应激源；敌意较高的个体往往也更多地遭受人际冲突应激源。这种效应可称为人格的直接效应；②反应差异假设（differential reactivity hypothe-sis），即人格因素影响个体对应激源的反应。这种情况发生在人格缓和应激源与应激反应的关系的情形下，可称之为缓和效应。例如，韧性（hardness）较强的个体在同样应激情境下较少出现应激反应。在此机制中，人格不但可直接缓冲应激反应，还通过人格影响包括认知评价、应对方式、社会支持等在内的其他应激因素实现其缓冲效果。

人格特征也受其他应激有关因素的影响。过多过重的生活事件、负性自动思维、消极应对方式、社会支持缺乏和严重应激反应等情况的长期存在，可以影响个体的人格健全，尤其对青少年更为明显。

第四节　应激反应

一、应激的生理反应

当个体经认知评价而察觉到应激情况的威胁后，就会引起个体生理、心理、行为和社会的变化，这些变化就是应激反应（stress reaction），又被称为应激的心身反应（psychosomatic response）。应激的发生，一般都会导致生理、心理和行为的一系列反应，它们经常是作为一个整体而出现的。

应激的生理反应涉及神经、内分泌、免疫三个调节系统，以下作简单介绍。

（一）应激反应的心理 - 神经中介途径

应激反应的心理 - 神经中介途径主要通过蓝斑 - 交感神经 - 肾上腺髓质系统。当机体处在急性应激状态时，应激刺激被中枢神经接收、加工和整合，使蓝斑 - 交感神经 - 肾上腺髓质系统激活。其中枢效应主要是去甲肾上腺素释放增多引起的兴奋、警觉及紧张、焦虑等情绪反应，而外周效应主要表现为血浆中肾上腺素、去甲肾上腺素及多巴胺等儿茶酚胺浓度的迅速升高，使非特异性系统功能增高，向营养性系统功能降低。例如，交感神经的激活，会引起心率、心肌收缩力和心排血量增加。血液重新分配，皮肤和内脏血流量减少，心、脑和肌肉获得充足的血液。分解代谢加速，肝糖原分解、血糖升高，脂类分解加强、血中游离脂肪酸增多等。但是，如果应激源刺激过强或时间太久，强烈及持续的交感 - 肾上腺髓质系统兴奋也可对机体造成明显损害。例如，腹腔内脏血管的持续收缩可导致腹腔内脏器官缺血，胃肠黏膜糜烂、溃疡、出血；外周小血管的长期收缩可致血压升高，是心理应激诱发高血压的重要机制之一。

（二）应激反应的心理 - 神经 - 内分泌中介途径

应激反应的心理 - 神经 - 内分泌中介途径主要通过下丘脑 - 垂体 - 肾上腺皮质轴（hypothalamic pituitary adrenal axis，HPA）。应激时 HPA 轴兴奋的主要中枢效应包括抑郁、焦虑及厌食等情绪行为改变和学习与记忆能力的下降，这些效应主要由促皮质释放激素（corticotropin releasing hormone，CRH）分泌增多引起。HPA 轴兴奋的外周效应主要由糖皮质激素（glucocorticoid，GC）引起。应激时 GC 分泌增多具有下述多方面代偿意义。例如，促进蛋白质分解及糖原异生，补充肝糖原储备；同时，抑制外周组织对葡萄糖的利用，提高血糖水平，保证重要器官的葡萄糖供应。发挥抗炎作用，可抑制多种促炎介质的产生，并诱导多种抗炎介质的产生。但是，应激时 GC 的持续增高也对机体产生诸多不利影响。例如，免疫反应受抑，生长发育迟缓，性腺轴受抑，甲状腺功能受抑等。

（三）应激反应的心理 - 神经 - 免疫中介途径

心理应激通过神经系统、内分泌系统和免疫系统来影响身心健康。神经、内分泌及免疫系统相互影响，双向反馈调节，构成一个整体。心理应激可激活下丘脑 - 垂体 - 肾上腺轴（HPA 轴），释放糖皮质激素、促肾上腺皮质激素释放激素、促肾上腺皮质激素，参与免疫调节，其中糖皮质激素可与淋巴细胞浆内的皮质醇受体结合，使淋巴细胞数目减少，自然杀伤细胞活性降低。心理应激还可激活交感神经系统（sympathetic nervous system，SNS），研究已证实中枢和外周的免疫器官均受交感神经纤维支配，且所有种类的免疫细胞上几乎都有肾上腺素受体的存在。一般认为，短暂而不太强烈的应激不影响或略增强免疫系统，但是，长期较强烈的应激会损害下丘脑，造成皮质激素分泌过多，使内环境严重紊乱，导致胸腺和淋巴组织退化或萎缩，抗体反应抑制等一系列变化，从而导致免疫功能抑制，降低机体对抗感染、变态反应和自身免疫的能力。

二、应激的心理反应

应激的心理反应涉及心理现象的各个方面，以下重点介绍应激的认知反应和情绪反应。

（一）认知反应

轻度应激刺激，如面临考试，可以使人适度唤起此时个体的认知能力，如注意力、记忆力和思维想象力增强，以适应和应对外界环境的变化。这是积极的认知性应激反应。但强烈的应激刺激由于唤起水平过高，也可使个体产生负面的认知性应激反应，表现为意识障碍，如意识朦胧、意识范围狭小；注意力受损，如注意集中困难、注意范围变窄；记忆、思维、想象力减退等。以下介绍几种负面的认知性应激反应。

1. **偏执**　当事人表现认识上的狭窄、偏激或认死理，平时很理智的人，此时可变得固执、钻牛角尖、蛮不讲理。也可表现出过分自我关注，即注重自身的感受、想法、信念等内部世界，而不是外部世界。

2. **灾难化**　是一种常见的认知性应激反应。当事人表现为过度强调应激事件的潜在和消极的后果，导致持续的不良情绪反应。

3. 反复沉思　即对应激事件的反复思考，从而影响适应性应对策略，如宽恕、否认等机制的出现，导致适应受阻。值得注意的是，这种反复思考不是意识所能控制的，具有强迫症状特性，与某些人格因素有关。

4."闪回"与"闯入性思维"　指遭遇严重灾难性应激事件以后，在生活里经常不由自主闪回（flashback）灾难的场景，或者脑海中突然闯入（intrusion）既往的一些灾难性痛苦情景或思维内容，表现出挥之不去的特点。这也是创伤后应激障碍的重要症状之一。

5. 否认、投射、选择性遗忘　这些是心理防御机制的表现形式，在某些重大应激后出现，具有一定保护作用，但过度使用也有其不利的一面。

（二）情绪反应

个体在应激时产生什么样的情绪反应以及其强度如何，受很多因素的影响，差异很大。这里介绍几种常见的情绪反应。

1. 焦虑　焦虑是最常出现的情绪性应激反应。焦虑是个体预期将要发生危险或不良后果时所表现出的紧张、恐惧和担心等情绪状态。在心理应激条件下，适度的焦虑可提高人的警觉水平，伴随焦虑产生，被激活的交感神经系统可提高人对环境的适应和应对能力，是一种保护性反应。但如果焦虑过度或不适当，就是有害的心理反应。

2. 恐惧　恐惧是一种企图摆脱已经明确有特定危险的，可能对生命造成威胁或伤害情境时的情绪状态。伴有交感神经兴奋，肾上腺髓质分泌增加，全身动员，但没有信心和能力战胜危险，只有回避或逃跑。过度或持久的恐惧会对人产生严重不良影响。

3. 抑郁　抑郁表现为悲哀、寂寞、孤独、丧失感和厌世感等消极情绪状态，伴有失眠、食欲减退、性欲降低等，常由亲人丧亡、失恋、失学、失业、遭受重大挫折和长期病痛等原因引起。严重抑郁会导致自杀，故对抑郁反应的人应该深入了解有无消极厌世情绪，并采取适当的防范措施。

4. 愤怒　愤怒是与挫折和威胁有关的情绪状态。由于目标受到阻碍，自尊心受到打击，为排除阻碍或恢复自尊，常可激起愤怒，此时交感神经兴奋，肾上腺激素分泌增加，因而心率加快，心排血量增加，血液重新分配，支气管扩张，肝糖原分解，并多伴有攻击性行为。患者的愤怒情绪往往成为医患关系紧张的一种原因。

5. 敌意　敌意是憎恨和不友好的情绪。有时与攻击性欲望有关，多表现为辱骂与讽刺。怀有敌意的个体可能提出不合理或过分的要求。

6. 无助　又称失助，是一种类似于临床抑郁症的情绪状态，表现为消极被动、软弱、无所适从和无能为力。它发生于一个人经重复应对，仍不能摆脱应激源影响的情况下。

上述应激负性情绪反应除了直接通过情绪生理机制影响健康外，还对个体其他心理功能，如认知能力和行为活动产生交互影响。

相关链接　　　　　习得性无助

1967年，著名的心理学家Seligman作了一个经典的心理学实验：他把24只狗分成3组，第1组在遭受电击时通过学习挤压鞍垫可以中止电击；第2组在电击时无法中止电击；第3组对照。结果发现，第 1 组用于挤压鞍垫终止电击所需时间越来越短，而且在此后的情境中依然保持这种逃脱行为；第 2 组则在一定次数的尝试后放弃中止电击的行为，并在以后即使可以逃脱的情境中也放弃尝试逃脱；这种现象称为"习得性无助"；这一实验此后在其他动物和人类的实验心理学研究中也得到同样的结果。

Seligman 认为人类的抑郁发展就相当于动物的习得性无助，二者都表现为被动、消极、坐以待毙、放弃任何控制局面的尝试、社会性退缩等。这一经典的实验心理学研究从科学角度证明：环境应激可以导致抑郁。

三、应激的行为反应

伴随应激的心理反应，机体在外在行为上也会发生改变，这是机体为缓冲应激对个体自身的影响、摆脱心身紧张状态而采取的行为策略。

1. **逃避与回避**　逃避指已经接触到应激源后而采取的远离应激源的行为；回避指事先知道应激源将要出现，在未接触应激源之前就采取行动远离应激源。两者都是远离应激源的行为，其目的都是为了摆脱情绪应激，排除自我烦恼。

2. **退化与依赖**　退化是当人受到挫折或遭遇应激时，放弃成年人应对方式而使用幼儿时期的方式应对环境变化或满足自己的欲望。退化行为主要是为了获得别人的同情支持和照顾，以减轻心理上的压力和痛苦。退化行为必然会伴随产生依赖心理和行为，即事事处处依靠别人关心照顾而不是自己去努力完成本应自己去做的事情。退化与依赖多见于病情危重经抢救脱险后的患者以及慢性病患者。

3. **敌对与攻击**　敌对是内心有攻击的欲望，表现出来的是不友好、谩骂、憎恨或羞辱别人。攻击是在应激刺激下个体以攻击方式做出反应，攻击对象可以是人或物，可以针对别人也可以针对自己。两者共同的心理基础是愤怒。

4. **无助与自怜**　无助是一种无能为力、无所适从、听天由命、被动挨打的行为状态，通常是在经过反复应对不能奏效，对应激情景无法控制时产生，其心理基础包含了一定的抑郁成分。无助使人不能主动摆脱不利的情景，从而对个体造成伤害性影响，故必须加以引导和矫正。自怜即自己可怜自己，对自己怜悯惋惜，其心理基础包含对自身的焦虑和愤怒等成分。自怜多见于独居、对外界环境缺乏兴趣者，当他们遭遇应激时常独自哀叹，缺乏安全感和自尊心。倾听他们的申诉并提供适当的社会支持可改善自怜行为。

5. **物质滥用**　个体在心理冲突或应激情况下会以习惯性饮酒、吸烟或服用某些药物的行为方式来转换自己对应激的行为反应方式。尽管这些物质滥用对身体没有益处，但这些不良行为能达到暂时麻痹自己摆脱自我烦恼和困境之目的。

四、心理应激与健康

（一）心理应激对健康的影响

每个人一生中都会遇到各种各样的应激，一般来说，高强度的、持续时间过长的应激对个体的健康有较大的不良影响。

1. **躯体方面** 研究证实，在应激状态下，机体免疫系统的功能会降低，使机体对疾病的易感性增加。由于个体心身反应表现为持续的病理性改变，会形成心身疾病，包括原发性高血压、消化性溃疡、溃疡性结肠炎、支气管哮喘、偏头痛、类风湿性关节炎、荨麻疹等。

2. **心理方面** 对儿童和青少年来说，高强度的、持续时间过长的应激会影响个体的心理健康发展，导致发展缓慢或停止，如认知功能障碍，人格发展异常，甚至出现发展危机，导致适应不良行为（如吸毒、攻击）和精神障碍的发生；对成人来说，应激会打破原有的心理平衡，出现心理功能失调，如神经症、性心理异常、精神活性物质滥用等，严重的会导致精神崩溃，发生精神障碍（如精神分裂症、反应性精神病等）；对老年人而言，则可能会引发阿尔茨海默病等疾病的发生。

（二）影响心理应激与健康关系的因素

1. 应激源的性质

（1）应激源的强度：即应激源本身的性质是轻还是重。例如，护士患感冒与护士出现医疗事故这两种应激源相比，前者相对程度更轻，一般不会对个体造成太大影响，而后者属于相对较重的应激源，可能会对个体产生较大的影响。

（2）应激源波及的范围：应激源范围越广泛，应激反应就越强烈，对健康的影响就越大。

（3）应激源持续时间的长短：例如，感冒的病人可能仅经历短期应激，而需要长期卧床的偏瘫患者，其应激源持续时间长，患者的心身反应也更大。

（4）合并应激源的数量：当个体面对单个应激源时，可以集中精力去应对，但个体如果同时要面对几种应激源。如刚刚失去工作、家里老人又得了重病、妻子还闹离婚，在这种情况下，个体会感觉心力交瘁，甚至有即将崩溃的强烈反应。

总之，越强烈、波及范围越广、持续时间越长的应激，以及合并应激源的数量越多越强烈，越有可能对个体的身心健康造成影响。

2. 个体差异
应激对个体健康的影响是因人而异的。即使同一应激源对不同的个体来说，每个人的人格特征、认知评价、应对方式、社会支持可能不同，产生的应激反应强度可能不同，应激持续的时间也可能不一样，因而对个体健康的影响也存在差异。例如，有的人采用建设性应对策略，激发自身内在的潜能和积极性；有的人却出现了严重的身心功能障碍。个体差异主要与个体自身的身体条件、心理状态、社会文化背景有关。

相关链接　　　　　　应激源的数量与健康的关系

　　　　　　　　1979 年，Rutter 开展了经典的怀特岛人的研究，发现危险因素的数量能很好地预测儿童发展结局。此后，研究者开始关注危险因素数量对健康的累积效应，提出危险因素的三种作用模型，同样适用于应激源的数量与健康的关系：①叠加模型：应激源的数量与健康结局之间呈线性关系，即各应激源相互独立，随着应激源数量的增加，健康水平也呈现稳定的下降。②恶化模型：应激源与健康结局之间的负向关系会受到同时存在的其他应激源的影响而变得更加恶化，即多种应激源的综合效应显著大于这些应激源各自效应的简单加和。③饱和模型：应激源数量的叠加对健康的影响在超过某个阈值后，会随着应激源数量的增加而减弱。

第五节　心身疾病

一、心身疾病概述

（一）心身疾病概念

心身疾病（psychosomatic diseases）又称心身障碍（psychosomatic disorders）或心理生理疾病（psychophysiological diseases），指心理社会因素在发病、发展过程中起重要作用的躯体器质性疾病和功能性障碍。心身疾病对人类健康构成严重威胁，成为当今死亡原因中的主要疾病，日益受到人们的重视。

心身疾病的概念在不断的修改完善中。1952年的美国精神疾病诊断与统计手册（DSM-I）设有"心身疾病"一类；DSM-Ⅱ（1968）将"心身疾病"更名为"心理生理性植物神经与内脏反应"；DSM-Ⅲ（1980）及DSM-Ⅲ-R（1987）将心身疾病划归为"影响身体状况的心理因素"分类；DSM-Ⅳ又将其更名为"影响医学情况的心理因素"；DSM-5（2013）将其单独列为一类，称为"躯体症状及相关障碍"。

理解心身疾病的概念需要注意以下几方面：①生物或躯体因素是心身疾病发生和发展的基础，心理社会应激往往起到"扳机"的作用；②个性特征与某些心身疾病密切相关；③心理社会因素在疾病的发生、发展及预后中起重要的作用；④以躯体的功能性或器质性病变为主，一般有比较明确的病理生理过程；⑤心身疾病通常发生在自主神经系统支配的器官上；⑥同一患者可有几种心身疾病存在或交替发生；⑦患者常有相同或类似的家族史；⑧疾病经常有缓解和反复发作的倾向。

（二）心身疾病的患病率及人群特征

关于心身疾病的患病率，由于各国对心身疾病界定的范围不同，导致心身疾病的流行病学调查结果差异甚大，国外调查人群患病率为10%~76%，国内心身疾病的患病率约为16%~80%。

心身疾病患者具有以下特征：①性别特征：总体上女性高于男性，两者比例为3∶2，但个别病种男性高于女性，如冠心病、溃疡病、支气管哮喘等；②年龄特征：65岁以上及15岁以下的老少人群患病率最低；从青年期到中年期，其患病率呈上升趋势；更年期或老年前期为患病高峰期；③社会环境特征：不同的社会环境，心身疾病患病率不同。以冠心病为例，患病率最高为美国，其次芬兰、前南斯拉夫、希腊及日本，最低为尼日利亚。一些学者认为，这主要受种族差异、饮食习惯、全人口的年龄组成、体力劳动多寡等社会环境因素的影响；④人格特征：一些心身疾病与特定的人格类型有关，如冠心病及高血压的典型人格特征是A

型人格（type A behavior pattern，TABP），癌症的典型人格特征是 C 型人格。

二、心身疾病的范围

传统上，典型的心身疾病包括：消化性溃疡、慢性非特异性溃疡性结肠炎、甲状腺功能亢进、克罗恩病、类风湿性关节炎、原发性高血压及支气管哮喘。目前，把糖尿病、肥胖症、癌症也纳入心身疾病范围。以下介绍比较公认的心身疾病分类。

1. **内科心身疾病**

（1）心血管系统心身疾病：原发性高血压、冠状动脉粥样硬化性心脏病、阵发性心动过速、雷诺病、神经性循环衰弱症（neurocirculatory asthenia）等。

（2）消化系统心身疾病：胃溃疡、十二指肠溃疡、溃疡性结肠炎、贲门痉挛、幽门痉挛、习惯性便秘、肠易激综合征。

（3）呼吸系统心身疾病：支气管哮喘、过度通气综合征等。

（4）神经系统心身疾病：偏头痛、紧张性头痛、自主神经功能失调等。

（5）内分泌代谢系统心身疾病：甲状腺功能亢进、垂体功能减退、糖尿病、低血糖等。

2. **外科心身疾病** 书写痉挛、外伤性神经症、勃起功能障碍、过敏性膀胱炎、类风湿性关节炎等。

3. **妇科心身疾病** 痛经、月经不调、经前期紧张综合征、功能性子宫出血、功能性不孕症、性欲减退、更年期综合征、心因性闭经等。

4. **儿科心身疾病** 直立性调节障碍、异食癖等。

5. **眼科心身疾病** 原发性青光眼、中心性视网膜炎、眼肌疲劳、眼肌痉挛等。

6. **口腔科心身疾病** 复发性慢性口腔溃疡、颞下颌关节紊乱综合征、口吃、唾液分泌异常、咀嚼肌痉挛等。

7. **耳鼻喉科心身疾病** 梅尼埃病（Meniere's syndrome，MS）、咽喉部异物感、耳鸣、晕车、口吃等。

8. **皮肤科心身疾病** 神经性皮炎、皮肤瘙痒症、斑秃、多汗症、荨麻疹、银屑病、湿疹、白癜风等。

9. **其他** 癌症、肥胖症等。

随着心身医学研究的不断深入，人们越来越重视心理社会因素在疾病的发病、诊断、治疗和预后中发挥的作用，新的心身疾病不断被人们提出。例如，过去被认为是纯生物学病因的疾病——乙型肝炎，现在发现与心理社会因素关系密切。

三、常见的心身疾病

（一）冠状动脉粥样硬化性心脏病

冠状动脉粥样硬化性心脏病（以下简称冠心病）指由于冠状动脉粥样硬化、管腔狭窄，导致心肌缺血、缺氧的心脏病。冠心病是威胁人类健康最严重和确认最早的一种心身疾病，发病率呈逐年上升趋势，多见于中、老年人。冠心病的确切病因还不十分清楚，近年来研究发现，冠心病的发生、发展与许多生物、心理和社会因素有关，其中包括年龄、性别、种族、家族史等不可变风险因素；以及高血压、高胆固醇、糖尿病、超重、过量饮酒、缺乏锻炼、吸烟、压力等可变风险因素。此外，焦虑、抑郁和特质愤怒也可以预测冠心病的发展。

1. 心理应激 社会生活中的应激因素如亲人死亡、环境变化等常被认为是冠心病的重要危险因素之一。国外许多回顾性调查显示，心肌梗死患者出现症状前的 6 个月内，其生活事件明显增多。国内邹之光调查发现，心肌梗死前的 6 个月内患者生活事件明显高于对照组。现代社会，职业压力是最常见的心理应激。研究发现，有职业压力的人群发生冠心病的风险是无职业压力的 1.23 倍，员工长时间持续工作患冠心病的危险将增加 40%，经常需加班工作的人发生致死性心血管疾病事件以及心肌梗死的风险要高于无需超时工作的人群。澳大利亚国家心脏基金会提出，慢性应激（特别是工作应激）、急性应激、自然灾害和战争是冠心病的重要心理社会危险因素。

2. 人格特征 A 型行为指好胜心强、雄心勃勃、努力工作而又急躁易怒，具有时间紧迫感和竞争敌对倾向等特征。西方协作组研究计划（WCGSP）在 20 世纪 60 年代对 3000 多名中年健康男性雇员进行了近十年的追踪观察，结果发现 A 型行为者在整个观察期间冠心病总发生率以及各种临床症状包括心肌梗死、心绞痛等的出现率两倍于 B 型行为者（无竞争压力、不争强好斗、办事慢条斯理、工作有主见）。此研究说明，A 型行为类型是冠心病的一种危险因素，故有人将 A 型行为类型称为"冠心病个性"。世界心肺和血液研究协会（NHLBI）也于 1978 年确认 A 型行为属于一种独立的冠心病危险因素。

20 世纪末，荷兰学者 Denollet 提出另外一种与冠心病相关的人格因素，即 D 型人格，通常表现为消极情感和在社会交往中的社会抑制，具有负面情绪和抑制情感表达的倾向。研究发现，具有 D 型人格的人，其冠心病的患病率高于一般人群；具有 D 型人格的冠心病患者死亡率、二次心肌梗死发病率以及药物洗脱支架治疗后的危险性明显增加。大量研究也显示 D 型人格可预测冠状血管疾病的患病率和病死率，严重影响患者的生活质量和幸福感。在冠心病患者中相比于非 D 型人格的患者，D 型人格的患者往往会感知疾病较严重，对抗疾病的斗志较低，面对疾病采用更少的对抗并且更多地采用消极应对的方式。

3. 社会环境与生活方式 冠心病发病率与社会结构、社会分工、经济条件、社会稳定程度有一定相关性。研究证实，社会发达程度高、脑力劳动强度大、社会稳定性差等均为冠心病的危险因素。另外，吸烟、饮酒过量、高脂与高胆固醇饮食、缺乏运动、肥胖也是冠心病的易感因素。

4. 抑郁障碍 冠心病与抑郁障碍之间存在强相关性。有抑郁障碍史及抑郁症状较重者，发生缺血性心脏病及冠心病死亡风险增加。冠心病患者（特别是心肌梗死发生后）的抑郁症发生率明显高于普通人群。研究显示，在冠心病患者中，有 17.2%~30.6% 的人存在抑郁情绪，约 16% 的人可以诊断为抑郁症。抑郁症不仅常常伴随着冠心病的发生，而且会对冠心病的结局产生负面影响。

（二）原发性高血压

原发性高血压病是危害人类健康的最严重的心身疾病之一，也是最早被列为心身疾病的疾病之一。目前认为，该病是在一定的遗传背景下，由于长期精神紧张与情绪应激、体力活动过少、身体超重、食盐过多和吸烟等多种后天心理社会环境因素使正常血压调节机制失衡所致。

1. 情绪因素和心理应激 人们在生活中所遭遇的生活事件对人的血压有明显的影响。焦虑、恐惧、愤怒、紧张、敌意等情绪状态都能导致血压升高。精神紧张和应激使有高血压倾向的个体大脑皮质与边缘系统功能失调，通过自主神经及神经内分泌途径使全身细小动脉痉挛，血压上升。

2. 社会文化因素 社会结构的变化、社会环境与生活方式的改变均与高血压的发生有关。高血压在发达国家比发展中国家的发病率高，这与不同的社会有关；城市比农村高，这与长期的噪音、城市交通和居住拥挤、紧张的人际关系有关。在工作中容易导致精神紧张的职业群体，高血压的发病率上升。

3. 人格特征 高血压患者大多易于激动，有冲动性、强迫性性格倾向，具有压抑、敌意、攻击性或依赖性的矛盾性格。Oken 发现那些过分谦卑、总是抑制愤怒的人，其血压高于能自由表达情绪的人。A 型行为者的血浆肾上腺素活性较高，对应激呈现高反应性，可引起血压升高。

（三）糖尿病

糖尿病是一种典型的内分泌系统疾病，也是被公认为最易伴发精神心理疾病的慢性病之一。一般认为糖尿病是遗传和环境共同作用的结果，其中，心理社会因素，如情绪、生活事件、人格、心理应激、生活方式等因素，可以促发和加剧糖尿病。

1. 心理应激 应激性生活事件与糖尿病的代谢控制密切相关，一些糖尿病患者在饮食和治疗药物不变的情况下，由于生活事件的突然袭击，病情在一夜之间迅速加剧，甚至出现严重的并发症。Stein 等对 38 名青少年糖尿病患者与 38 名其他慢性疾病患者进行对照研究，结果发现糖尿病组双亲去世和严重的家庭破裂的生活事件远比对照组多，且 77% 发生在糖尿病发病前。Holmes 通过回顾性和前瞻性调查发现，离婚与糖尿病的发生有关。Schwartz 等观察了他们治疗的糖尿病患者，发现其中有 19 名代谢控制不良者在近期有明显的生活事件。慢性心理应激对 HPA 轴和交感神经系统的激活可直接造成内分泌代谢紊乱，增加发生糖尿病的危险性。

糖尿病的发生与情绪也有密切关系。调查发现，糖尿病患者中焦虑的发生率为 32%~68%，抑郁的发生率为 27%~78%，糖尿病患者的精神疾病诊断率为 18.7%，显著高于一般人群。不良的情绪对糖尿病的代谢控制和病情转归会产生消极的影响。

2. 人格特征 研究表明，糖尿病患者的性格倾向于内向、被动、感情不易冲动，但也有人认为与 A 型性格有关。不少患者遇到烦恼时压抑自己，不愿求助或找人倾诉，这种消极的应对方式很容易产生焦虑、抑郁的情绪，而不良情绪通过"免疫 - 内分泌"机制又成为患病的诱因。Dunbar 通过回顾性调查发现，大多数糖尿病患者性格不成熟、被动依赖、做事优柔寡断、缺乏自信等。许秀锋等对我国 82 例 2 型糖尿病患者进行了明尼苏达多项人格测验，结果显示，无论是男性还是女性糖尿病患者，他们都具有躯体不适主诉多，常以否认和压抑来处理外来压力等倾向。黄列均等对 106 例 2 型糖尿病患者使用艾森克人格问卷调查发现，患者具有内倾型、不稳定型及掩饰型个性特征。

张先生患 2 型糖尿病已经有一段时间了。他是在 10 年前，也就是 41 岁时被确诊的。他一直注意饮食，进行足够强度的锻炼，并服用口服药来控制血糖。可最近的几个月，尽管他依然控制饮食并坚持锻炼，但张先生的糖尿病开始恶化。

当他向医生咨询时，医生问他的生活习惯在最近的几个月里是否有所改变，他说单位领导又给他增加了几项新的工作，使他的工作压力比以前大多了。压力增大很可能是疾病恶化的原因，医生在调整治疗方案之前，建议他去和单位领导商量一下能否减轻一些工作压力。幸运的是，他的领导很理解他的处境，允许另一名员工分担一部分工作。几个星期后，他的病情出现了显著改善。

问题： 患者面临的主要应激源是什么？患者可能出现的应激反应有哪些？

（四）消化道溃疡

消化道溃疡包括胃、十二指肠溃疡、溃疡性结肠炎，是较早被公认的常见心身疾病。人群患病率可达 10% 以上，男性是女性的 2~4 倍。随着女性社会活动的增多，女性患病率也有逐步增加的趋势。消化道溃疡是遗传、环境及社会心理因素共同作用的结果。生活事件、应激、易感人格、情绪障碍和饮食习惯等都是消化道溃疡发病的重要危险因素。

1. **生活事件** 我国流行病学调查显示，有 60%~84% 的初患或复发的消化道溃疡患者，在症状出现前 1 周有严重的生活事件，如人际关系紧张、事业受挫等。与消化道溃疡关系密切的主要生活事件因素有：①严重的精神创伤，特别是在毫无思想准备的情况下，遇到重大生活事件和社会的重大改变，如失业、丧偶、失子、离异、自然灾害和战争等；②持久的不良情绪反应，如长期的焦虑、抑郁、孤独等；③长期的紧张刺激，如不良的工作环境、缺乏休息等。

2. **人格特征** 近年来，国外通过严格的对照研究发现，消化道溃疡患者具有内向及神经质的特点，表现为孤独、缺少人际交往、被动拘谨、顺从、依赖性强、缺乏创造性、刻板、情绪不稳定、遇事过分思虑、愤怒而常受压抑，容易焦虑、紧张、易怒，对各种刺激的反应性过强。消化道溃疡患者习惯于自我克制，情绪得不到宣泄，从而使迷走神经反射强烈，胃酸和胃蛋白酶原水平明显增高，易诱发消化道溃疡。个性特征一方面通过情绪的中介作用引起生理变化，出现消化道溃疡；另一方面直接引起个体对疾病的不同反应，情绪不稳定的患者可能出现个性 - 不良情绪 - 疾病 - 不良情绪的恶性循环，造成溃疡迁延不愈。

（五）肿瘤

肿瘤是一种严重危害人类健康及生命的常见病、多发病。肿瘤的发病原因至今未完全阐明，一般认为是多因素作用的结果，其中心理社会因素是导致肿瘤发生的重要因素之一。

1. **生活事件** 国内外研究发现，癌症患者发病前的生活事件发生率较高，其中尤以家庭不幸等方面的事件，如丧偶、近亲死亡、离婚等为显著。Leshan 调查发现，癌症患者发病前的家庭不幸事件发生率比对照组普通患者高，认为肿瘤症状出现前的最明显心理因素是对亲密人员的感情丧失。在一组接受心理治疗的癌症患者中，大多数患者在发病前半年到 8 年期间曾遭受过较多的亲人（配偶、父母、子女）丧亡的打击。

2. 应对方式和情绪　研究发现，生活事件与癌症发生的关系，取决于个体对生活事件的应对方式和情绪反应。那些不善于宣泄生活事件造成的负性情绪体验者，即习惯于采用克己、压抑的应对方式者，其癌症发生率较高。有学者指出，不愿表达个人情感和情绪压抑是癌症发病的心理特点。

3. 人格特征　研究发现，人格特征与恶性肿瘤的发生有一定的关系，特别是 C 型人格与癌症的发生关系密切。"C"系取 Cancer 的第一个字母，所以 C 型人格亦称癌症倾向人格，这类人表现为与他人过分合作，过分忍耐，原谅一些不应原谅的行为，尽量回避冲突，不表达愤怒等负性情绪，屈从于权威。他们在遭遇重大生活挫折时，常陷入失望、悲观和抑郁的情绪中不能自拔，在行为上表现为回避、否认、逆来顺受等。美国学者对 182 名被试（按人格特征分 A、B、C 三类）随访观察了 16 年，发现具有 C 型人格特征者癌症发生率比非 C 型人格者高 3 倍以上。

（六）支气管哮喘

支气管哮喘是由嗜酸性粒细胞、肥大细胞和 T 淋巴细胞等多种炎性细胞参与的气道慢性炎症，表现为反复发作性的喘息、呼吸困难、胸闷或咳嗽等症状，常在夜间和（或）清晨发作、加剧。支气管哮喘是严重威胁人类健康的慢性疾病之一，全球患病人数大约 1.6 亿，我国儿童患病率为 0.5%~2%，且呈上升趋势。研究表明哮喘的发作与心理社会因素密切相关。Luparello 等人曾选择 40 名有过敏史的哮喘患者和正常人作对照实验。首先向所有的被试宣布：这是一个空气污染实验，每个人必须吸入几种浓度不同的物质（其实所吸入的都是根本无害的非过敏性溶液）。结果患者组的三分之一出现了呼吸困难，其中 12 人哮喘发作，而对照组无一人出现反应。然后告诉患者真相后，即"这是暗示的作用而不是溶液引起的"，那些受影响者也就恢复了正常。这说明心理因素对患者的病情具有重大影响。

1. 心理应激和情绪　剧烈的情绪表达是触发哮喘的重要因素之一，约 5%~20% 的哮喘发作由情绪因素引起。人际冲突、精神紧张，如焦虑、失望、恐惧等心理应激因素可能通过以下途径诱发或加重哮喘：①强烈的情绪变化作用于大脑皮层，大脑皮层兴奋，作用于丘脑，通过迷走神经，促进乙酰胆碱释放，引起支气管平滑肌收缩、痉挛、黏膜水肿而导致哮喘；②不良的精神刺激通过中枢神经系统引起内分泌功能失调和各种激素分泌异常，包括促皮质激素、去甲肾上腺素、生长激素和内啡肽的变化；③心理机能失调通过中枢神经系统，特别是丘脑下部，干扰机体的正常免疫功能和影响机体对外界各种不良刺激反应的敏感性。

2. 环境因素　包括特殊的家庭居住环境，如经常暴露于烟雾中的儿童哮喘患病率远高于对照组儿童；空气污染、呼吸道感染与儿童哮喘的发生关系密切；摄入某些特异性食物可以引起哮喘；从事油漆工、汽修工等特殊职业的人群高发哮喘等。易诱发哮喘的药物主要有两类：一类是阿司匹林类及类似的解热镇痛药；另一类是作用于心脏的药物，如普萘洛尔等；磺胺药等也可因引起过敏反应而诱发哮喘发作；此外，大哭大笑、剧烈运动和恐惧紧张等刺激也可引发儿童的哮喘发作。

3. 人格特征　早期研究发现，支气管哮喘患者多有过度依赖、希望别人同情、较被动顺从、敏感、易受暗示、希望被人照顾和自我中心等性格，近年来研究表明哮喘患者没有单一的或统一的人格类型。

（曹枫林）

学习小结

本章主要介绍应激、应激源、应对方式、社会支持、心身疾病的概念，以及应激源的分类、应激的理论模型、应激的中介因素、应激反应和常见心身疾病等方面的内容。应激源是指来自生物的、心理的、社会的和文化的各种生活事件。应激的中介因素包括认知评价、应对方式、社会支持、人格特征。应激反应涉及生理、认知、情绪、行为等方面。心身疾病指心理社会因素在发病、发展过程中起重要作用的躯体器质性疾病和功能性障碍。常见的心身疾病包括冠状动脉粥样硬化性心脏病、原发性高血压、糖尿病、消化道溃疡、肿瘤、支气管哮喘。

复习参考题

1. 解释应激、应激源、应对方式、心身疾病的概念。

2. 面对同样的应激源，不同的人应激反应是不一样的，请解释其原因？

3. 如何理解应激反应？

第五章　心理评估

5

学习目标	
掌握	心理评估、心理测验的概念；行为观察法、访谈法的操作过程；临床常用评定量表的使用。
熟悉	心理评估的实施原则、注意事项；临床常用人格测验；标准化心理测验的基本特征。
了解	临床常用心理评估方法的优缺点及注意事项；心理测验的分类。

从心身相关的观点来看，患病不仅引发个体一系列的生物学改变，同时，在疾病的不同阶段，心理活动也会发生相应的变化，这些心理变化常常会影响疾病的发展和转归。因此，对患者实施心理评估，了解并把握其心理变化，对有针对性地开展心理护理至关重要。

第一节　概　述

一、心理评估的概念

心理评估（psychological assessment）是依据心理学的理论和方法对个体的某一心理现象作全面系统和深入地客观描述的过程。心理评估在心理学、医学、教育、人力资源、军事司法等领域有广泛的应用，其中为临床医学目的所用时，便称为临床心理评估。

随着护理模式的转变，心理护理工作已经成为整体护理的重要组成部分。心理评估既是开展心理护理的基础，也是心理护理的重要手段。

二、心理评估的功能

在护理领域主要有以下几方面的功能：

（一）筛选干预对象

1. 甄别重度心理危机　在临床护理工作中，通过对患者进行心理评估，可迅速甄别出心理危机个体，如从癌症患者中筛选出有自杀意念者，以及时采取相应干预对策，化解患者的心理危机，避免悲剧的发生。

2. 区分心理干预等级　通过心理评估，可根据患者心理反应的程度区分临床心理干预等级，减少临床实施心理护理的盲目性，提高心理护理质量。

（二）提供干预依据

临床护理工作不仅需要把握患者的心理状态，更需要深入评估、分析患者心理反应的影响因素。不同患者相似的负性情绪的影响因素各不相同，心理评估可为护理人员针对不同的影响因素采取个性化干预措施提供依据。

（三）评估干预效果

实施心理干预后，患者的心理危机是否得到化解，一定会在其行为或情绪表现上有所反映，通过心理评估可以判断。如果所采取的干预策略效果明显，患者的负性情绪反应便会显著减轻，患者将暂时脱离心理护理的重点关注人群。如果所制订的干预措施针对性不强或力度不够，患者的负性情绪反应将会持续存在，很可能对其心身健康构成更严重的威胁，这就需要继续将其列为心理护理的重点关注对象，并重新为其制订行之有效的心理干预对策。

三、心理评估的实施原则及注意事项

（一）实施原则

1. **综合评估原则** 临床心理评估的方法各有其长处和不足，可酌情同时或交替使用 2~3 种评估方法，综合多渠道所获信息，这样才能比较准确地评估患者的心理状态及其影响因素。

2. **动态实时原则** 患者的心理活动除随疾病变化而波动，还可受诊疗手段、医院环境、自身人格特征等影响，任何阶段都有发生心理失衡或危机的可能，故心理评估必须贯彻"动态、实时"的原则。

3. **循序渐进原则** 一般可先确定患者是否存在威胁心身健康的负性情绪，若某患者的心理评估结果提示其伴有严重的抑郁或焦虑，则要进一步评估该患者发生不良心理反应的原因。若某患者经初步心理评估显示，可以有效应对疾病而无明显负性情绪反应，便无需再进一步评估。此外，遵循循序渐进的原则，还可减少心理评估的盲目性，不给评估者和患者增加过多的负担。

（二）注意事项

1. **赢得患者认同** 心理评估若得不到患者的充分认同，其结果便会大打折扣。评估人员应尽其所能让患者了解评估的积极意义，避免患者对评估产生误解，这样才能保证评估结果真实、可靠。

2. **保护患者隐私** 无论以哪种方法实施评估，都可能涉及患者的个人隐私。评估人员必须严格遵守心理评估的职业道德，妥善保管患者的个人资料。

3. **尊重患者权益** 临床心理评估同样需要患者的知情同意并出于自愿，绝不能违背患者的意愿。如患者不予合作，可先用观察法观察患者的表情动作，分析其情绪状态，发现异常及时予以干预。

第二节 心理评估的常用方法

一、行为观察法

（一）行为观察法的概念

行为观察法是心理评估的常用方法，是指在自然或接近自然的条件下，对个体的行为过程或者结果进行有目的、有计划地观察和记录，以描述其行为表现，评估其心理活动，监测其行为变化，为心理干预提供客观依据。

行为观察法是护理工作中最常用的心理评估方法之一。护理人员对病人的行为进行客观、准确的观察，并根据观察结果制订心理护理计划，实施心理护理。

（二）行为观察法的设计

为了保证观察结果的科学性和客观性，在设计一个观察方案时，应该考虑以下几个方面的内容：

1. 观察的目标行为　目标行为是与评估的目的密切相联系的行为特征。心理评估的目的、采用的观察方法以及观察的阶段可能有所不同，但是观察的目标行为必须十分清楚。对每种准备进行观察的目标行为都应该给予明确的操作性定义，以便能够准确地观察和记录。

2. 观察情境　对行为特征进行观察可以在完全自然的环境下进行，也可以在实验室情境下进行，还可以在特殊环境中进行，如在医院中对患者进行观察就是特殊情境下的观察。同一个被观察者在不同的情境下所表现的行为可能不同，因此评价观察结果时，应充分考虑观察情景对观察结果的影响。

3. 观察时间　包括直接观察时间、观察次数、间隔时间及观察持续时间。直接观察的时间一般每次持续10~30分钟，要避免因观察者疲劳对观察结果的影响。观察次数可以根据实际情况制订，如果一天内要进行多次观察，则应分布在不同时间段，以便较全面地观察患者在不同时段、不同情境的行为表现及规律。如果观察期跨越若干天，则每天数次观察的时间应保持一致。

4. 观察资料的记录

（1）叙述性记录：可采用笔记、录音、录像或联合使用，也可以按照观察时间顺序编一个简单记录表。这种方法不仅记录观察到的行为，有时还要进行推理判断。

（2）评定性记录：根据评定量表的要求进行观察和记录，例如，记录"焦虑等级4"、"抑郁等级3"等。

（3）间隔性记录：又称为时间间隔样本，指在观察中有规则地每隔同样长短时间便观察和记录一次，这种记录方法能较准确地反映目标行为随时间变化的特征。一般可将间隔时间定为5~30秒，具体视目标行为的性质和研究的需要而定。

（4）事件记录：又称事件样本，记录在一次观察期间目标行为或事件的发生频率。这种方法有时常与时间间隔记录结合使用，多在条件控制较好的观察和实验研究中应用。

（5）特殊事件记录：在观察过程中，特别是在自然条件下进行观察时，经常会有一些特殊事件的产生，在不同程度上干扰观察目标行为的发生、发展或进程，此时观察者应当记录这些特殊事件的情况以及对目标行为所产生的影响。

（三）行为观察法的特点

行为观察法作为一种最基本的心理评估方法，贯穿于整个评估过程，并在评估中起着十分重要的作用，具有其他方法无法取代的作用，同时也有其局限性。

1. 优点

（1）通过观察可以直接获得资料，不需要其他中间环节，因此，观察的资料比较真实。

（2）能够在比较自然的情况下获得被观察者在生活或特殊环境（如医院）中的行为方式概况。

（3）观察具有即时性的优点，可以捕捉到正在发生的现象。

（4）对婴幼儿和某些特殊的人群（如发育迟缓儿童、聋哑人和语言障碍者等），访谈法和心理测验均很难应用，行为观察有独到的作用。

2. 缺点

（1）某些在自然状态下发生的现象，可能只出现一次，无法重复观察。

（2）观察结果会受到观察者主观意识的影响。

（3）不能直接观察到事物的本质和人们的内部心理活动。

（4）观察法不适用于大面积的评估，更适合对个体的评估。

二、访谈法

（一）访谈的概念

访谈（interview）也叫晤谈，是访谈者（临床工作者）与来访者（或患者）之间所进行的一种有目的的交谈。通过访谈，可以了解个体心理异常的症状及其性质和原因，为心理干预提供依据，是心理评估搜集资料的一种重要技术，也是一种重要的与来访者建立关系的技术。在临床工作中，根据实际需要，可以采取以下不同形式的访谈。

1. 结构式访谈 分两种形式，一种是访谈者按事先拟好的访谈提纲，对所有被访者进行相同的询问，然后将被访者的回答，填写到事先制好的表格中；另一种是将问题与可能的答案印在问卷上，由被访谈者自由选择答案。

2. 非结构式访谈 又称自由式访谈，访谈的内容和过程比较灵活，不拘泥于固定的问题格式或顺序，容易掌握来访者真实的心理体验。但这种方法需要较长时间，容易在访谈中顾此失彼。

3. 半结构式访谈 这种方法只是将要问的有关问题交给被访者，但无一定的问题顺序，这种方法访问时比较方便，被访者易于合作。

（二）访谈的内容

1. 一般性资料访谈的内容 访谈初期的目标是获得一般资料，即一般人口学信息和基本病情资料。主要围绕以下内容进行。

（1）来访者的基本情况：包括姓名、年龄、职业、受教育程度、经济状况等。

（2）婚姻及家庭情况：如婚姻状况、家庭成员及家庭关系等。

（3）个人习惯：有无特殊嗜好，如烟酒等。

（4）健康情况：既往和现在的健康状况，有无遗传病史、外伤等。

（5）近期日常活动情况：如饮食、睡眠、精神状况等。

（6）生活事件：近期是否发生有意义的生活事件，如经济状况、工作状况的突然变化等。

（7）人际关系和社会支持：与家人、同事、朋友之间的关系如何。

2. 心理评估资料访谈的内容 在一般问题和病史访谈后，常常要对来访者的心理状况进行检查，这是更加特殊和专业化的心理诊断性访谈。护理人员可以根据实际情况设计访谈提纲，提出问题。如，有哪些问题和困难、问题或困难开始的时间、问题发生的频率、问题所带来的影响和改变等。根据需要，还可进行心理状况检查，主要包括有无认知功能、情绪表现、行为方式和自知力等方面的问题。

（三）访谈技巧与策略

1. 建立良好的信任与合作关系 访谈的目标是创造一个温暖和可接受的氛围，使来访者感到交谈是安全和被人理解的，而不担心受到批评或"审判"。访谈的成功很大程度上取决于访谈者与被访谈者能否建立良好的关系。

2. 提问 恰当的提问才能获得较多的准确信息。提问有开放式提问和封闭式提问两种形式。

（1）开放式提问：常常以"什么""怎样""为什么"开头，没有固定的答案，可以让来访者在一定范围内自由回答。如"能告诉我就诊的原因吗？"开放式提问可以促进个体的自我认识、自我分析，可以帮助医护人员获得更多、更全面的资料。

（2）封闭式提问：多以"有没有""要不要""是不是"开头，可以简单用"是或否"回答。这种提问通常可以将资料条理化，澄清事实，缩小讨论范围。一般而言，心理学上的访谈多采用开放式的提问，适当情况下结合封闭式提问进行。

3. 倾听 一个有效的倾听，应该能够向来访者传达兴趣、理解、接纳的信息，这是访谈成功的关键。倾听的要点如下：

（1）耐心：要让来访者把话讲完，而不是急于下结论，这是耐心倾听的重要表现。

（2）专注：通过目光、表情、距离、身体姿势等表现出对交流的专注，例如，适时地微笑、身体稍微前倾、目光注视等。

（3）回应：在倾听的同时，适当地点头、对来访者的讲话内容和所表达的情感予以反馈，使来访者感受到被理解，促进交谈的进行。

（4）接纳：倾听时，要充分尊重来访者，对其所表达的内容不做道德或正确性的评判，让来访者感受到自己是被接纳的，谈话是安全的。

4. 追问 在访谈过程中，就谈话中出现的某些概念、事实、观点、疑问等进一步询问，以达到深入了解问题的目的。

5. 记录 访谈一般不做笔记，可记录关键要点，如有影响便立即停止记录。如果来访者声明不许记录，应尊重其意愿。有时为了教学和研究目的，需要对访谈进行全程录像和录音，一定要事先征得来访者的同意。

6. 访谈结果的整理与分析 首先要注意收集到的资料是否符合事先的规定和要求，有无遗漏项目。其次应注意收集到的资料是否能说明问题，有无答非所问的现象，对于这一类资料，若不能补救，则应在整理资料的过程中剔除。剔除后是否会造成取样偏差，数字资料中数字的应用是否符合要求等，都需要进行耐心细致的核实审查，然后再对审核过的资料进行分析处理。

（四）访谈法的特点

1. 优点

（1）访谈法具有较好的灵活性。首先，它是访谈者与被访谈者之间的直接接触和相互作用，在访谈过程中可以及时解释或者提示、澄清问题，提高回答的有效性。其次，在访谈中，可以根据具体情况调整问题的多少、决定时间的长短。

（2）由于访谈是口头语言的形式，对于那些不适用书面语言的对象来说，更为恰当和容易被接受。

2. 缺点

（1）对访谈者的要求较高，访谈结果的准确性、可靠性常常受到访谈者自身素质的影响。

（2）访谈问题较复杂时，其结果不易量化。

（3）访谈的内容，除非进行录音，很难完整地记录下来。

（4）访谈所需要的时间较多，而且对环境要求也比较高，因此，在大规模调查中，这种方法的使用会受到限制。

三、心理测验

（一）心理测验的概念

从心理测量学的意义上来讲，心理测验（psychological test）是指在标准情境下对个体的行为样本进行客观分析和描述的一类方法。

1. 行为样本　一般情况下，人的心理活动都是通过行为表现出来的，心理测验就是通过测量人的这些行为表现来间接地反映心理活动的规律和特征。但是，任何一种心理测验都不可能也无必要测查反映某项心理功能的全部行为，而只是测查其部分有代表性的行为，即取部分代表全体。

2. 标准情境　从测验情境来看，要求对所有的被试均采用同样的刺激方法来引起他们的反应，也就是测验的实施条件、程序、计分方法和判断结果、评分标准均要统一；从被试的心理状态来看，要求被试处于能表现所要测查的心理活动的最佳时期。

3. 结果描述　心理测验结果描述方法很多，通常分为数量化和划分范畴两类。如以智商为单位对智力水平进行数量化描述。有些心理现象不便数量化，就划分为正常、可疑或异常等范畴。一般来说，可以数量化的结果也可以划分范畴，如智力水平高低也可以根据 IQ 值划分为正常、超常和低下等。心理测验的各种特殊数量或范畴名称均有一定的含义，成为解释测量结果专用的心理测量学术语。

4. 心理测验工具　一种心理测验就是一套工具或器材，这套工具包括测验材料和指导手册。测验材料就是测验的内容，也叫刺激物，通过被试对其做出的反应来测量他们的心理活动和特征；指导手册则对如何给予这些刺激、如何记录受试者的反应、如何量化和描述这些反应给予详细的指导，同时还包括了有关该测验的目的、性质和信度、效度等测量学资料。

（二）心理测验的分类

据统计，已经出版的心理测验多达 5000 余种，其中很多种已少有人继续使用。在临床工作中，目前常用的心理测验不过百余种。根据不同的标准，可以将心理测验归纳为以下几种类型。

1. 按照测验对象分类

（1）个别测验：指在某一时间内由一位主试者测量一位受试者，优点是对受试者观察仔细，提供相关信息准确，容易控制施测过程。

（2）团体测验：是在某一时间内由一位或几位主试同时测量多名受试者，必要时可以配几名助手。其优点是主试者可以在短时间内搜集到大量信息，适合心理普查和科学研究。

2. 按照测验方式分类

（1）问卷法：多采用结构式的提问方式，让受试者在有限的选择上作出回答。这种方法的结果评分容易，易于统计处理。一些人格测验如明尼苏达多相人格问卷、艾森克人格问卷及评定量表都是采用问卷的形式。

（2）作业法：测验形式是非文字的，让受试者进行实际操作，多用于测量感知和运动等操作能力。对于婴幼儿及受文化教育因素限制的受试者（如文盲、语言不通的人或有语言障碍的人等）进行心理测验时，主要采用这种形式。

（3）投射法：测验材料无严谨的结构，如一些意义不明的图像、一片模糊的墨迹或一句不完整的句子。要求受试者根据自己的理解随意作出回答，借以诱导出受试者的经验、情绪或内心冲突。投射法多用于测量人格，如罗夏墨迹测验、主题统觉测验等。

3. 按测验目的和功能分类

（1）能力测验：这是心理测验中的一大类别，包括智力测验、心理发展量表、适应行为量表及特殊能力测验等。

（2）人格测验：也是心理测验中的一大门类，有的用于测查一般人群的人格特征，如卡特尔16项人格因素问卷、艾森克个性问卷等；有的用于测查个体的病理性人格特点，如MMPI等。

（3）神经心理测验：用于评估脑神经功能（主要是高级神经功能）状态的测验，既可用于评估正常人脑神经功能、脑与行为的关系，也可用于评定患者特别是脑损伤患者的神经功能。

（4）临床评定量表：这类测验种类和数目繁多，最早始于精神科临床，用于精神疾病患者症状定量评估，以后逐步推广到其他各科临床，用于症状程度、疗效评估等方面，也有护理用评定量表。

（5）职业咨询测验：常用的有职业兴趣问卷、职业性向测验和特殊能力测验等，人格测验和智力测验也常与这些测验联合使用，使评估结果更为全面。

（三）标准化心理测验的基本特征

1. **常模** 是指测验取样的平均值，即正常或平均的成绩，是可以比较的标准，某个人在某项测验的结果只有与这一标准比较，才能确定测验结果的实际意义。常模的形式有多种，通用的常模形式主要有以下几种：均数、标准分、百分位、划界分、比率（或商数）等。

2. **信度** 是指一个测验工具在对同一对象的几次测量中所得结果的一致程度，它反映测验工具的可靠性和稳定性。在相同情况下，同一受试者在几次测量中所得结果变化不大，便说明该测量工具性能稳定，信度高。

3. **效度** 是指一个测验工具能够测量出其所要测内容的真实程度。它反映测验工具的有效性、正确性。要对一个人的心理品质进行测量，首先要选用具有效度的工具。

信度和效度是一个测量工具好坏的两项最基本标志。信度、效度很低或只有高信度而无效度的测验都会使测量结果严重失真，不能反映欲测内容的本来面目。因此，每个心理测验工具编制出来后都要进行信度和效度检验，只有这两项指标都达到一定标准后才能使用。

（四）使用心理测验应该注意的问题

1. **心理测验的选择**　心理测验的种类很多，临床工作者如何选用测验是很重要的，一般应遵循以下原则。

（1）根据临床或科研工作的不同目的，如心理诊断、协助疾病诊断、疗效比较、预后评价、心理能力鉴定等来选择测验种类，或组合多种测验来满足不同的要求。

（2）选择常模样本能代表被试条件的测验，如被试的年龄、教育程度、心理特点、居住区域等必须符合该测验常模样本的要求。

（3）优先选用标准化程度高的测验及有结构的测验。

（4）选用从国外引进的测验时，应尽可能选择经过我国修订和再标准化的测验。

（5）主试应选用自己熟悉和具有使用经验的测验。

2. **测验必须由专业人员进行**　心理测验工作者必须经过正规的心理学理论学习和心理测验的专业训练，并且要经过一定时期的测验实践才能成为一个具体测验的主持者。

3. **测验的保密原则**　心理测验应遵守的保密原则主要有以下两个方面。

（1）对测验材料的保密：测验材料必须由专业人员保管和使用，不可以向社会泄露，也不可以随意让不够资格的人员使用，以避免使测验失去控制，造成滥用。

（2）对测验结果的保密：测验结果和解释只能透露给必须告知的极少数人，而且不一定告知具体得分，测验结果也不得随便查阅。任何有意无意地扩散此类信息的行为，都将可能对被试产生不良影响。

4. **正确看待心理测验的结果**　由于心理测验的理论和技术都处在发展之中，对它的评价不可过于绝对化。对测验结果的过分怀疑、拒绝承认或过分依赖、绝对信任，都是有失偏颇的态度。以一次测量结果就给被试下结论的做法尤其不可取。心理测验的结果只是一个参考，在做结果评价时应结合被试的生活经历、家庭、社会环境以及通过访谈法、观察法所获得的各种资料全面考虑。

（五）心理测验的特点

1. **优点**

（1）心理测验是一种量化程度很高的测量技术，可以在较短的时间内搜集到大量的定量化资料，是心理学研究的一个重要方法和决策辅助工具。

（2）心理测验的编制十分严谨，并经过标准化和鉴定，因此较观察法、访谈法等其他方法更准确、更客观。

2. **缺点**

（1）心理测验是对人心理特质的间接测量与取样推论，不可能完全准确。

（2）测验过程中的一些无关因素的干扰很难完全排除，会影响到测验结果的稳定性和准确性。

（3）测验分数不是一个确切点，而是一个范围，一个最佳估计。

第三节　临床常用心理测验介绍

一、智力测验

（一）智力测验的相关概念

智力测验（intelligence test）是评估个人一般能力的方法，它是根据有关智力概念和智力理论经标准化过程编制而成。智力测验在临床上用途很广，不仅在研究智力水平，而且在研究其他病理情况（如神经心理）时都是不可缺少的工具。

智商是智力测验结果的量化单位，是衡量个体智力发展水平的一种指标。

1. 比率智商　最初由 Terman 提出，计算方法为：IQ=MA/CA×100。其中 MA（mental age）为智龄，指智力所达到的年龄水平，即在智力测验上取得的成绩；CA（chronological age）为实龄，指测验时的实际年龄；设定 MA 与 CA 相等时为 100。例如，某儿童智力测验的 MA 为9，CA 为 10，IQ 为 90，说明该儿童比同龄儿童平均能力低。如果某儿童智力测验的 MA 为10，CA 为 8，则他的 IQ 为 125，说明该儿童比同龄儿童的平均能力高。

比率智商有一定的局限性，它是建立在智力水平与年龄成正比的基础上，实际上，智力发展到一定年龄后会稳定在一定的水平，之后会随着年龄的增加逐渐下降。因此，比率智商使用最高年龄限制在 15 岁或 16 岁。

2. 离差智商　为了解决比率智商存在的问题，Wechsler 提出了离差智商，它是用统计学的标准分概念来计算智商，表示被试的成绩偏离同龄组平均成绩的距离（以标准差为单位），每个年龄组 IQ 均值为 100，标准差为 15。计算公式为 IQ=100+15（X–M）/SD。其中M为样本成绩的均数，X 为被试的成绩，SD 为样本成绩的标准差。离差智商实际上不是一个商数，当被试的 IQ 为 100 时，表示他的智力水平恰好处于平均位置。如 IQ 为 115，则高于平均智力一个标准差，为中上智力水平；如 IQ 是 85，则表示低于平均智力一个标准差，为中下智力水平。离差智商克服了比率智商计算受年龄限制的缺点，已成为通用的智商计算方法。

相关链接　　　　　　　成功智力

心理学研究表明，学业成就的高低并不百分之百地决定着一个人是否成功，这涉及了成功智力的问题。成功智力是一种用以达到人生中主要目标的智力，是在现实生活中真正能产生举足轻重影响的智力。因此，成功智力与传统 IQ 测验中所测量和体现的学业智力有本质的区别。斯滕伯格将学业智力称为"惰性化智力"，它只能对学生在学业上的成绩和分数作出部分预测，而与现实生活中的成败较少发生联系。斯滕伯格认为智力是可以发展的，特别是成功智力。在现实生活中真正起作用的不是凝固不变的智力，而是可以不断修正和发展的成功智力。

成功智力包括分析性智力、创造性智力和实践性智力三个方面。分析性智力涉及解决问题和判断思维成果的质量，强调比较、判断、评估等分析思维能力；创造性智力涉及发现、创造、想象和假设等创造性思维的能力；实践性智力涉及解决实际生活中问题的能力，包括使用、运用及应用知识的能力。

成功智力是一个有机整体，用分析性智力发现好的解决办法，用创造性智力找对问题，用实践性智力来解决实际问题。只有这三个方面协调、平衡时才最为有效。

（二）韦氏智力测验

韦氏智力测验是美国心理学家大卫·韦克斯勒（D.Wechsler）编制的一系列用于不同年龄人群的智力量表，目前使用比较广泛的包括：用于16岁以上人群的韦氏成人智力量表（WAIS）及其修订本（WAIS-R）；用于6~16岁学龄儿童的智力量表（WISC）及其修订本（WISC-R和WISC-Ⅲ）；用于3~6岁半学龄前儿童的智力量表（WPPSI）及其修订本（WPPSI-R）。

韦氏智力量表包含言语和操作2个分量表，每个分量表又包含了5~6个分测验，每个分测验集中测量一种智力功能。这些分测验又分两大类。

（1）言语测验：组成言语量表（verbal scale，VS），根据这个量表结果计算出来的智商称为言语智商（verbal intelligence quotient，VIQ）；

（2）操作测验：组成操作量表（performance scale，PS），根据它们的结果计算出操作智商（performance intelligence quotient，PIQ）。两个量表合称全量表（full scale，FS），其智商称全智商（full intelligence quotient，FIQ），以FIQ代表受试者的总智力水平。韦氏智力量表采用离差智商的计算方法。

从1981年开始，我国的心理学工作者就开始引进韦氏智力量表，并根据我国的国情和文化背景的特点在许多分测验的条目内容上进行了修改，基于不同修订者的理解差异，有的修改范围较小，有的修改较大，甚至替换了部分分测验，并且都在我国进行了标准化，制定了适合我国不同年龄人群的常模（标准值）。它们分别是中国修订韦氏成人智力量表（WAIS-RC）、韦氏儿童智力量表中国修订本（WISC-CR）、中国修订韦氏儿童智力量表（C-WISC）、中国韦氏幼儿智力量表（C-WPPSI）。

二、人格测验

评估人格的技术和方法很多，包括观察法、访谈法、行为评定量表、问卷法和投射测验等。问卷法是最常用的人格测验方法。下面介绍几种常用的人格问卷。

（一）明尼苏达多相人格调查表

明尼苏达多相人格调查表（Minnesota multiphasic personality inventory，MMPI），在20世纪40年代初由Hathaway和Mckinley制定。现在，许多国家和地区把它译成本国文字，应用于人类学、心理学及临床医学工作中。1989年，Butcher等完成了MMPI的修订工作，称MMPI-2。我国宋维真等完成了MMPI的修订工作，并已制定了全国常模，MMPI-2近年也已引入我国。

MMPI适用于16岁以上至少有6年以上受教育年限者，MMPI-2提供了成人和青少年常模，可用于13岁以上青少年和成人。既可个别施测，也可团体测查。

MMPI包含550个题目，临床中常用其中的399个题目。测验分14个分量表，其中4个是效度量表（包括疑问、掩饰、诈病、校正）、10个临床量表（包括疑病、抑郁、癔症、病态性偏离、性向、偏执、精神衰弱、精神分裂、轻躁狂、社会内向）。MMPI在临床中的作用主要是协助医生对患者的精神状况作出诊断并确定病情的轻重，对于疗效判定及病情预后也有一定参考价值。在实际应用时所测得的资料不仅限于精神病学领域，也可用于心理卫生的评估及人员鉴别，以及人格特征的研究等。该量表的优点是较为客观和系统，不足之处是对诊断的鉴别力较差，还受到教育程度及社会文化背景的限制。

（二）卡特尔16种人格因素问卷

卡特尔16种人格因素问卷（16 personality factors questionnaire，16PF）是美国伊利诺州立大学人格及能力研究所卡特尔（R.Cattell）教授于1949年根据人格特质理论，运用因素分析统计方法编制而成的。他通过因素分析法得出16种人格因素，含180多个题目。量表包含乐群、聪慧、稳定、恃强、兴奋、有恒、敢为、敏感、怀疑、幻想、世故、忧虑、激进、独立、自律和紧张等16种因素的内容。这些因素的不同组合构成了一个人不同于他人的独特个性，可对人多个侧面的人格特征进行评估。16PF还有8个二级因素，可对其他方面的内容进行测量。16PF对于选拔人才和职业咨询等有一定的参考价值。

（三）艾森克人格问卷

艾森克人格问卷（Eysenck personality questionnaire，EPQ）最早由英国心理学家艾森克（Eysenck）于1952年编制，目前在国际上应用也十分广泛。EPQ分成人和儿童两个版本，可分别对成人（16岁以上）和儿童（7~15岁）的人格特征进行测评。测验包含三个维度四个分量表。20世纪80年代我国心理学家龚耀先、陈仲庚等分别对EPQ进行了修订，形成了88个项目（龚耀先）和85个项目（陈仲庚）的两个成人版本，龚耀先教授还修订了儿童版的EPQ。EPQ的四个分量表为E量表（内-外向量表）、N量表（神经质量表）、P量表（精神质量表）、L量表（掩饰量表）。

EPQ的结果还可以导出相应的气质类型。由于其简便易操作，目前在临床、科研等方面应用较广泛。

（四）大五人格量表

大五人格量表是建立在大五人格理论的基础之上，由美国心理学家科斯塔Costa和麦克雷McCrae在1987年编制成，后来经过两次修订，属于人格理论中特质流派的人格测试工具。目前常用的有两个版本：240题的NEO-PI-R（revised neuroticism extraversion openness personality inventory）和60题的NEO-FFI（neuroticism extraversion openness five-factor inventory）。NEO-FFI是经过项目因素分析，由NEO-PI简化得来的。该测验的中文版由中科院的心理学家张建新教授修订。

大五人格包括外向性、宜人性、尽责性、情绪稳定性、开放性。①外向性：它一端是极端外向，另一端是极端内向。外向者爱交际，表现得精力充沛、乐观、友好和自信；内向者的这些表现则不突出，但这并不等于说他们就是自我中心和缺乏精力的，他们偏向于含蓄、自主与稳健；②宜人性：得高分的人乐于助人、可靠、富有同情；而得分低的人多抱敌意，为人多疑。前者注重合作而不是竞争，后者喜欢为了自己的利益和信念而争斗；③尽责性：

指我们如何自律、控制自己。处于维度高端的人做事有计划，有条理，并能持之以恒；居于低端的人马虎大意，容易见异思迁，不可靠；④情绪稳定性：得高分者比得低分者更容易因为日常生活的压力而感到心烦意乱。得低分者多表现自我调适良好，不易于出现极端反应；⑤开放性：指对经验持开放、探求态度，而不仅仅是一种人际意义上的开放。得分高者不墨守成规、独立思考；得分低者多数比较传统，喜欢熟悉的事物多过喜欢新事物。

三、评定量表

评定量表是临床心理评估和研究常用的量表，可以分为自评量表和他评量表。常用的评定量表有与心理应激有关的生活事件量表、症状自评量表、应对方式量表和社会支持量表等。评定量表具有数量化、客观、可比较和简便易用等特点。

（一）生活事件量表

生活事件量表（life event scale，LES）是用来对人们所遭遇的生活事件进行定量、定性评估的量表，以便客观分析不同生活事件引起心理紧张（应激）的强度和性质。国内较常用的是杨德森、张亚林编制的生活事件量表。该量表由48条我国较常见的生活事件组成，包括三个方面的问题，即家庭生活方面（28项）、工作学习方面（13项）、社交及其他方面（7项），还有两项空白项，可以填写被试已经经历而表中未列出的事件。

LES是自评量表，由被试自己填写。根据调查者的要求，将某一时间范围内（通常为近1年内）的事件进行记录。填写者根据自身的实际感受而不是按常理或伦理观念去判断那些经历过的事件对本人来说是好事或是坏事，影响程度如何，影响持续的时间多久。影响程度分5级，从毫无影响到影响极重分别记0、1、2、3、4分。影响持续时间分3个月、半年内、1年内、1年以上共4个等级，分别记1、2、3、4分。统计指标为生活事件刺激量，包括：单项事件刺激量、正性事件刺激量、负性事件刺激量、生活事件总刺激量。生活事件总分越高反映个体所承受的压力越大，正常人中有95％的人在1年内的LES总分不超过20分，有99％的人不超过32分。负性生活事件越高，对心身健康的影响越大，正性生活事件对心身健康的影响尚有待进一步研究。

（二）90项症状自评量表

90项症状自评量表（symptom check list 90，SCL-90）多用于精神科，目前还越来越多地应用于心理门诊、心身疾病的调查和科研等领域。

（1）量表的基本情况：该量表由90个反映常见心理症状的项目组成，这90个项目组成了10个因子，主要测查有无各种心理症状及其严重程度。每个项目后按"没有、很轻、中等、偏重、严重"等级以1~5（或0~4）五级评分，由被试根据自己最近的情况和体会对各项目选择恰当地评分。最后，根据总均分、因子分和表现突出的因子来了解患者问题的范围、表现和严重程度等。可以根据SCL-90前后几次测查结果的对比分析来观察病情发展或评估治疗效果。

（2）量表的结构：SCL-90进一步分为10个因子，包括：

躯体化：包括的项目有1、4、12、27、40、42、48、49、52、53、56、58共12项，反映

主观的躯体不适感。

强迫：包括的项目有 3、9、10、28、38、45、46、51、55、65 共 10 项，反映强迫症状。

人际敏感：包括的项目有 6、21、34、36、37、41、61、69、73 共 9 项，反映个人的不自在感或自卑感。

抑郁：包括的项目有 5、14、15、20、22、26、29、30、31、32、54、71、79 共 13 项，反映抑郁症状。

焦虑：包括的项目有 2、17、23、33、39、57、72、78、80、86 共 10 项，反映焦虑症状。

敌意：包括的项目有 11、24、63、67、74、81 共 6 项，反映敌对表现。

恐怖：包括的项目有 13、25、47、50、70、75、82 共 7 项，反映恐怖症状。

偏执（妄想观念）：包括的项目有 8、18、43、68、76、83 共 6 个项目，反映猜疑和关系妄想等精神病症状。

精神病性：包括的项目有 7、16、35、62、77、84、85、87、88、90 共 10 项，反映幻听、被控制感等精神分裂症状。

其他（或附加项）：包括的项目有 19、44、59、60、64、66、89 共 7 项，反映睡眠和饮食情况。

（3）计分项目：

总分 =90 个项目之和。

总均分 = 总分 /90。

阳性项目数：90 题中，单项分 ≥2 的项目数，表示被试在多少项目上呈现"症状"。

阴性项目数：90 题中，单项分 =1 的项目数，表示被试"无症状"的项目有多少。

阳性症状均分 = 阳性项目总分 / 阳性项目数。

因子分 = 组成某一因子的项目分数之和 / 该因子包含的项目数。

按中国常模结果，总分超过 160 分，或阳性项目数超过 43 项，或任一因子分超过 2 分，可以考虑筛选阳性，需进一步检查。

（三）抑郁自评量表

抑郁自评量表（self-rating depression scale，SDS）由 20 个与抑郁症状有关的条目组成，用于反映有无抑郁症状及其严重程度。适用于有抑郁症状的成人，也可用于流行病学调查。每个项目均是 1~4 级评分：①很少有该项症状；②有时有该项症状；③大部分时间有该项症状；④绝大部分时间有该项症状。但项目 2、5、6、11、12、14、16、17、18、20 为反向计分，由被试按照量表说明进行自我评定。将所有项目得分相加即得到粗分，然后将粗分乘以 1.25 以后取整数部分，就得到标准分。按中国常模标准，SDS 标准分的分界值为 53 分，其中 53~62 分为轻度抑郁，63~72 分为中度抑郁，72 分以上为重度抑郁。

（四）焦虑自评量表

焦虑自评量表（self-rating anxiety scale，SAS）由 20 个与焦虑有关的条目组成，用于反映有无焦虑症状及其严重程度。适用于有焦虑症状的成人，也可用于流行病学调查。每个项目均是 1~4 级评分：①很少有该项症状；②有时有该项症状；③大部分时间有该项症状；④绝大部分时间有该项症状，但项目 5、9、13、17、19 为反向计分，由被试按照量表说明进行自我评定。将所有项目得分相加即得到粗分，然后将粗分乘以 1.25 以后取整数部分，就得到标准分。按中国常模标准，SAS 标准分的分界值为 50 分，其中 50~59 分为轻度焦虑，60~69 分为中度焦虑，69 分以上为重度焦虑。

（五）简易应对方式问卷

研究发现，在应激与健康的关系中，应对方式起着重要的作用。应对方式有积极和消极之分，前者是一种积极主动的适应过程，后者则是消极被动的。不同的应对方式对心理健康所产生的影响是不同的。解亚宁等于 20 世纪 90 年代初自编了一份应对方式量表，共包括 20 个项目，分别测定积极应对方式和消极应对方式。该量表采用 0~3 分 4 级评分制，对于某一类应对方式经常采用记 3 分，有时采用记 2 分，很少采用记 1 分，不采用记 0 分。第 1~12 项为积极应对方式，第 13~20 项为消极应对方式。将前者各项评分相加得到积极应对方式分，后者各项分数相加得到消极应对方式分。

（六）社会支持评定量表

良好的社会支持能为个体在应激状态时提供保护作用，对于维持一般良好的情绪体验也具有重要意义。我国肖水源在 20 世纪 80 年代编制了社会支持量表，该量表分三个维度：①客观支持，指个体所得到的客观实际的、可见的社会支持；②主观支持，指个体主观体验到的社会支持，对所获支持的满意程度；③对支持的利用度，指个体对社会支持的主动利用程度。该量表共有 10 个项目，大多数为 1~4 级评分，要求受试者根据实际情况进行自我评价。计分方法：①第 1~4 和 8~10 项，每项只能选一个答案；②第 5 项又分为 A、B、C、D4 条，每条也从"无"至"全力支持"分 4 等，分别记 1~4 分，该项总分为 4 条记分之和；③第 6、7 项如回答为"无任何来源"记 0 分，如回答"有来源"则按来源项目记分，每一来源记 1 分，加起来则为该项目分数。10 个项目得分之和即为社会支持量表的总分。

（七）心理弹性量表

弹性最初是一个物理学概念，指的是物体随外力作用发生形变并可在外力撤除后去除形变的特性，后被引用到心理学领域，指的是遭遇不利情境时，个体能积极应对的能力，且这种能力能使个体"弹回"到应激前的正常功能状态。resilience(resiliency)在国内有多种译法如"复原力"、"恢复力"、"心理弹性"或"心理韧性"等。

心理弹性的定义一直到现在都未达成共识，有各种不同的表述，综合起来可以分为三类：①心理弹性被认为是一种保护个体不受危险情境影响的人格特质。美国 Connor 和 Davidson 博士是代表人物，并据此研究了心理弹性量表作为心理弹性的评估工具；②心理弹性是个体克服逆境后良好适应的发展结果；③心理弹性是个体与环境交互作用的动态的心理过程。近年来，心理弹性定义呈现综合化倾向，例如：美国心理学会（American psychological association，APA）将心理弹性定义为个体面对逆境的良好适应过程，即对困难经历的一种反弹能力。随着弹性研究的扩展和深入，心理弹性的概念必然还会出现新的变化，其复杂性至今仍然存在。

现可用于评估心理弹性的量表主要有以下几种。

1. 心理弹性量表（resilience scale，RS） 由 Wagnild 和 Young 于 1993 年编制而成，在弹性研究早期，应用最广泛，主要测量的是个体的内在保护因子。量表共 25 个条目，采用 7 点计分的方式，总分在 25~175 之间。量表包含 2 个维度：个人能力维度以及对自我和生活的接纳维度。该量表在不同的地区和人群中应用均具有良好的信效度。

2. 成人心理弹性量表（resilience scale for adults，RSA） 在 2003 年由 Friborg 等设计而成，主要用于评估成人在压力情境下维持心理健康和适应良好所具备的保护机制和因子。量表共 37 个条目，包含 5 个维度（个人能力维度、社会能力维度、家庭和谐度维度、社会支持维度和个人组织性维度）。

3. Connor-Davidson 心理弹性量表（Connor-Davidson resilience scale，CD-RISC） 由 Connor 和 Davidson 博士编制而成，主要用于测量促进个体适应逆境的积极能力。量表是自陈式量表，共 25 个条目，包括 5 个维度（能力、忍受消极情感、接受变化、控制、精神影响），代表组成心理弹性的五种积极能力。采用 5 点计分（0~4）的方式，总分在 0~100 之间，得分越高，表示心理弹性水平越高。自 2003 年公开发表后，便受到研究者的广泛关注，已被翻译成多国语言，进行各个文化背景下的本土化研究。

（八）创伤后成长量表

创伤后成长量表（post-traumatic growth inventory，PTGI）由 Tedeschi 等人设计开发，共有 21 个条目，包括与他人关系（relating to the others）、新的可能性（new possibility）、个人力量（personal strengths）、精神变化（spiritual changes）和对生活的欣赏（appreciation of the life）五个维度。采用 6 级评分，从"创伤后完全没有经历这种改变"到"创伤后这种改变非常大"依次记 0~5 分，总分 0~105 分，分值越高表示创伤后成长越多。

（杨秀木）

学习小结

本章主要介绍心理评估的概念、行为观察法和访谈法的操作过程，以及心理测验的概念、常用心理测验的使用。心理评估是依据心理学的理论和方法对个体的某一心理现象作全面系统和深入的客观描述的过程。常用的心理评估方法包括行为观察法、访谈法和心理测验法。行为观察法是护理工作中最常用的心理评估方法之一。在设计一个观察方案时，应该考虑以下几个方面的内容：观察的目标行为、观察情境、观察时间、观察资料的记录。访谈法是心理评估搜集资料的一种重要技术。访谈的技巧与策略包括：建立良好的信任与合作关系、运用开放式提问和封闭式提问、倾听、追问、记录、访谈结果的整理与分析。心理测验是指在标准情境下对个体的行为样本进行客观分析和描述的一类方法。常用的心理测验种类包括：智力测验、人格测验、评定量表。

复习参考题

1. 心理评估在护理工作中的作用有哪些？

2. 如何设计行为观察方案才能保证观察结果的科学性和客观性？

3. 常用的临床评定量表有哪些？

第六章　心理干预

6

学习目标	
掌握	心理干预、心理教育的概念；支持疗法的主要技术。
熟悉	行为疗法、人本主义疗法、认知疗法的主要技术。
了解	心理干预的种类及范围。

第一节 概 述

一、心理干预的概念

心理干预（psychological intervention）是指在心理学理论的指导下有计划、按步骤地对一定对象的心理活动、个性特征或行为问题施加影响，使之发生朝向预期目标变化的过程。

心理干预包括心理教育、心理治疗、心理咨询、心理康复、心理危机干预和心理护理等。随着社会的发展和人们对心理服务需求的增长，心理干预的思想、策略已经逐渐深入到公共卫生、保健、疾病控制等领域。

二、心理干预的种类

心理干预的种类可以从不同角度划分，主要有以下几类：

（一）团体心理干预与个体心理干预

按照心理干预对象的人数划分，可以分为团体心理干预和个体心理干预。

1. **团体心理干预** 是指把多个具有共同问题的患者组织在一起，借助团体的力量分析、纠正患者的心理问题，全面促进患者康复。

2. **个体心理干预** 在心理评估的基础上，针对患者存在的心理问题和心理需要，采取一对一的形式对患者进行安慰、鼓励、支持、指导、建议，以改善患者的心理状况，减轻痛苦，促进疾病康复。

（二）障碍性心理干预和发展性心理干预

按照干预对象的问题划分，心理干预可以分为障碍性心理干预和发展性心理干预。

1. **障碍性心理干预** 即为各种心理障碍的患者提供心理干预，以减轻和消除患者的心理障碍。

2. **发展性心理干预** 指根据个体身心发展的一般规律和特点，帮助不同年龄阶段的个体尽可能地圆满完成各自的心理发展任务，妥善解决心理矛盾，正确认识自我和外部环境，促进人格的健康发展。

（三）精神分析、行为、认知和人本主义干预

对心理干预影响较大的心理学学派主要有：精神分析、行为主义、认知和人本主义学派，基于这些学派理论的心理干预技术有：精神分析疗法、行为疗法、认知疗法和人本主义疗法。

1. **精神分析疗法** 是对来访者的无意识心理过程，主要是幼年时期的精神创伤和焦虑情绪体验，进行挖掘、分析，使其进入到意识中，帮助患者重新认识自己，改变原有行为模式的心理治疗方法。该疗法以弗洛伊德的精神分析理论为依据。

2. **行为疗法** 是以减轻或改善患者的症状或不良行为为目标的一类心理治疗技术的总称。该疗法以学习理论和条件反射理论为依据，基本观点为人的问题行为及症状是由错误认

知和学习导致的。

3. 认知疗法 是通过认知和行为技术来改变来访者的不良认知，从而矫正并适应不良行为的心理治疗方法。该疗法以埃利斯的合理情绪疗法、贝克的情绪障碍认知理论为依据，基本观点为人的心理问题是由不合理、歪曲的认知引起的。

4. 人本主义疗法 是通过为来访者创造无条件支持、尊重、坦诚、共情等氛围，促使患者认识、发现自我潜能并回归本我，从而对自己负责、解决自己的问题的心理治疗方法。该疗法以马斯洛的需要层次理论和罗杰斯的自我理论为基础，强调调动患者的主观能动性，发挥其潜能，不主张给予心理疾病诊断。

第二节　心理干预技术

一、心理教育

心理教育（psychoeducation）是一种系统性、具有教学性质的心理干预措施，包含信息交流、问题探讨与解决、应对技巧练习、情绪管理和社会支持等内容，理论框架主要是压力与应对模式和危机干预模式。

（一）心理教育的目标

1. 传递信息 通过告知患者和家属所患疾病及治疗方面的相关知识，增加其对疾病的正确理解和认识，使其更加放松和控制自己的状态，增强自我效能。

2. 释放情感 通过促进相互理解、联系，与其他患者互相交流经验等，改善患者的心理状态。

3. 促进疗效 通过促进医护人员与患者的合作，增加患者的依从性，促进药物治疗或心理治疗的效果。

4. 增强应对 通过培训、教育患者迅速识别紧急情况，作出正确处理，提高应对能力，达到个人成长。

（二）心理教育的形式

心理教育的形式多样，包括个体心理教育、团体心理教育、父母和家人心理教育、朋友和看护人心理教育等形式。具体采用何种形式取决于患者的接受程度、年龄和心理需求等。

团体心理教育在很多情况下非常有效，患者能感受到团体成员的支持，互相分享经验，减少了疾病压力。个体心理教育信息更具体、更全面，有更好的安全性和保密性，可以避免团体心理教育时的焦虑和威胁感。父母和家人心理教育可以减少家庭的压力，鼓励家庭成员之间建立更好的关系；对于年幼的患者和患有严重精神疾病的患者来说，需要同时教育其父母和监护人。朋友和看护人的心理教育适合缺少家人支持的患者。

（三）心理教育的实施方法

目前心理教育的实施方法多样，可以根据患者不同的文化程度、场合、病情选择合适的方法。具体包括：

1. 口头教育 是护理人员最常用的一种心理教育方法，可与护理人员日常工作结合，达到心理教育的目的。

2. 书面材料或视听资料 如小册子、书籍、多媒体资料等，用来加深和巩固口头传播的内容。

3. 培训 如讲座、培训班、研讨会、小组活动等。

4. 体验式 如技巧训练、角色扮演、提问讨论等。

5. 咨询 如电话咨询、网络咨询、邮件咨询等。

心理教育的内容以心理支持、情绪管理和医学相关知识为主，应通俗易懂、形象生动，避免枯燥乏味，通过心理教育使患者和家属可以充分发挥自我管理的能力，更好地应对疾病。

案例 6-1

王女士，40 岁，诊断为乳腺癌，需要手术治疗。患者担心自己的形象被破坏，害怕死亡，情绪低落。

思考： 如何给该患者做心理教育？

二、支持疗法

支持疗法（supportive therapy）也称为一般性心理干预，是一种帮助近期遭遇疾病或心理社会压力过大而无法自我调节的人，减轻心理应激引起的心身反应，以缓解症状、治愈疾病、促进健康的心理干预方法。支持疗法是临床护理中最常用的心理干预方法。

（一）治疗目标

支持疗法由桑代克（Edward Lee Thorndike）首先提出，治疗目标是通过为患者提供精神支持，帮助和指导患者认识、分析当前所面临的问题，激发患者最大的潜在能力，帮助患者发现、找到心理和社会资源，达到正确面对各种困难或心理压力的目的。

（二）主要技术

1. 倾听

（1）倾听的含义：倾听是心理干预过程的基本环节，是心理干预工作的基本技术，也是建立良好的护患关系和为患者提供心理干预的重要手段。倾听并非仅仅是用耳朵听，更重要的是要用"心"去听，要设身处地感受患者的体验。倾听不仅要听患者通过言语、行为所表达出来的内容，还要听出患者在交谈中所省略的和没有表达出来的内容，甚至患者本人都没有意识到的心理问题。

（2）倾听的方法：在实施心理干预过程中，倾听要注意把握以下技术要点。

1）专注于患者谈论的内容：认真、专注地听患者说话的内容，这是倾听技巧的关键。不要把自己的观点和经验强加于人，以至于使交流无法顺畅地进行；不要插入干扰性或具有破坏性的问题而随意将交流引到其他话题。时刻注意，倾听技术重在"听"，而不是试图支配护患交流。

2）善用反应技术：这是一种给患者"我在听，请再多说一点"的感觉的能力。在听的过程中，护士要善于抓住患者所谈内容的关键词，把这些关键词组织成简短的语言，并用经过浓缩的语言反馈给患者。护士只对患者讲话的内容进行反馈，而不对其进行评论和提问。

反应的要点是进行核对，并向患者证实护士确实在听。如果护士理解得正确，患者就会给出"是的""对的"这样的反应。如果护士没听清或理解有误，患者自然会进行纠正"不是的"，"我不是那个意思"，然后，护患双方通过共同努力，确保信息的正确性，直到完全理解。

3）为谈话创造安全的氛围：有效的倾听，应该让患者感到安全、自在，患者愿意讲出自己的想法和感受，而不会感受到威胁和挑战，不必担心护士会提出无理的建议、批评与评价。

倾听是支持疗法的一个核心技术，是主动引导、积极思考、澄清问题、建立关系、参与帮助的过程。因此，在心理干预过程中，有时候听比说更重要。在心理干预过程中，应避免不重视倾听、急于下结论、轻视患者的问题，避免干扰转移患者的话题、做道德或对错评判等错误。

2. 共情

（1）共情的含义：罗杰斯认为，共情是体验他人内心世界的能力。对于护士来说，共情的具体含义包括：①护士通过患者的言行，深入对方的内心去体验他的情感与思维；②护士借助于知识和经验，把握患者的体验与其经历和人格之间的联系，更深刻地理解患者的心理问题的实质；③护士运用共情技术，表达对患者内心世界的体验和所面临问题的理解，影响对方。共情的目的是促进良好护患关系的建立，鼓励并促进患者进行深入的自我探索、自我表达，促进心理干预过程中护患双方的深入理解和交流，达到助人效果。

（2）共情的方法

1）设身处地：①护士要接纳患者的价值观、生活方式、生活态度、认知能力、行为模式、人格特征，不对患者进行道德评价和判断；②表达共情时，护士要善于把握护士 - 患者的角色转换，护士体验患者的内心"如同"体验自己的内心，但护士自己并不"就是"患者；③共情的基础不是要求必须具有和患者相似的经历，而是要站在患者的角度看待患者的世界，理解患者的问题。

2）通情达理：共情的目的是为了深入、准确地理解患者及其存在的问题，但不同的患者情况不同，所存在的问题及表现也各不相同。因此，对不同的患者，在心理干预的不同阶段表达共情也应该有所区别。那些迫切希望得到理解，迫切需要抒发自己内心感受的患者更需要共情。

3）神入：除了通过言语表达共情，还要善用非言语表达。通过目光接触、面部表情、身体姿势和动作等表达对患者的关注和理解，有时比言语表达更简便有效。在实施心理干预时，护士应善于把两者结合起来，恰到好处地应用。

3. 安慰与开导

（1）安慰与开导的含义：安慰与开导是指干预者通过语言和非言语行为向持有消极心理

的个体传达理解、支持和鼓励，引导积极向上的过程。安慰与开导是一种常识性的心理干预手段，在临床护理中经常被应用。运用安慰与开导能较快地消除患者的消极情绪，充分发挥其主观能动性及治疗疾病的潜在能力，增强其克服困难及治愈疾病的信心。

（2）安慰与开导的方法：

1）亲近微笑法：患者经常会感到恐惧、悲观，希望得到关心和指导。这时应先从与医疗无关的话题同患者聊天，握着患者的手，保持微笑，同时洞察患者的心理变化，减轻患者的恐惧心理；也可陪伴患者散步，聆听患者倾诉，疏导患者的不良情绪，减轻患者心理压力。

2）宣泄鼓励法：性格内向、较难交往的患者，常常会陷入消极低沉、萎靡不振甚至悲观绝望的不良状态。护士可引导患者正确对待疾病，制造宣泄情感的机会，通过宣泄疏导患者消极情绪，减少心理压力；同时鼓励患者勇敢面对现实，坚定与病魔斗争的信念，积极配合治疗。

3）开导指导法：在整个疾病治疗过程中，患者往往会产生各种复杂的心态，每个人的人生观、价值观、心理素质以及性格、修养不相同，患病后所产生的心理变化也不尽一样。护士要从患者的语言、行为特点去发现其内心活动，并给予必要的开导和指导，使患者做好自我调节，增强自我应对。

4. 解释、建议和指导

（1）解释、建议和指导的含义

解释、建议和指导是依据一定的理论、科学知识或个人经验对患者的问题、困扰、疑虑作出说明，从而使患者从一个全新的、更全面的角度来审视自己和自身的问题，并借助新的观念和思想加深对自身的行为、思想和情感的了解，产生领悟，促进改变。

（2）解释、建议和指导的方法

1）知识宣教：此过程应该安排在患者入院后，由护士为其介绍住院环境、主治医师、责任护士及医院相关制度等。同时护士还要详细询问病史，对患者进行全面体检，收集资料。另外，住院期间护士还要对患者进行基本健康知识宣教。其主要目的是为患者提供治疗信息，使其产生符合现实的治疗期望，减少因信息偏差产生的恐惧、压力和疑惑。

2）操作说明：患者入院后接触各种不同的操作治疗，虽然有些简单的操作患者以前接触过，但没有完全理解，在目前护理操作中护士应履行护理操作的一些解释、建议和指导义务，如操作的目的、方法及怎样配合，注意事项等。

3）通俗比喻：解释、建议和指导时，应多采用比喻，使患者容易理解。护士应该根据患者的文化程度和认识水平，运用患者能理解的语言，予以恰当的解释，少用专业术语。

三、行为疗法

行为疗法（behavioral therapy）是建立在行为学习理论基础之上的心理治疗方法，在20世纪50年代迅速发展，短时间内便成为世界上应用最广泛的心理治疗方法之一。

（一）治疗目标

行为治疗的理论基础是行为学习理论。其基本假设是，个体的行为是通过学习获得的。

各种心理异常及躯体症状，不仅是某种疾病的症状，也是一种异常行为，都是在特定的环境下习得的。行为治疗的目标就是针对特定的行为施加影响，使其做出改变，而不是改变特质或性格。因此，行为治疗技术注重当下的行为，而非过去和未来。

（二）主要技术

1. 强化法　包括正强化和负强化，其基本原理是操作条件反射的正强化与负强化。

（1）正强化：是指个体的某一行为使积极的刺激增加，导致该行为逐渐增强的过程。如小白鼠按压杠杆得到食物，由此学会了按压杠杆，某人饮酒后产生轻松愉快的感受，则其饮酒行为增强。在心理干预中，护士可以对患者的良好行为予以表扬，使其得到强化而巩固下来。

（2）负强化：是指个体的某一行为使消极刺激减少，导致该行为逐渐增强的过程。如患者停止吸烟后，咳嗽减轻，患者吸烟行为逐渐减少。

在使用强化法的过程中，常常同时使用消退法。消退法的理论基础是条件反射的消退原理，指个体的某一行为使原有的积极刺激减少，导致该行为逐渐减弱的过程。如儿童的不良行为如果得不到关注，则可能会逐渐减弱或消失。

在临床护理工作中，护士要善于发现患者的积极行为并及时给予强化，对其偶尔出现的消极行为可采取忽视的方法使其消退，这不仅有利于建立良好的护患关系，而且有利于患者建立积极、良好的行为。

2. 示范法　理论基础是班杜拉的社会学习理论。利用人类通过模仿学习获得新的行为反应的倾向，帮助某些具有不良行为的人以适当的反应取代其不适当的反应，或帮助一些缺乏某种行为的人学习这种行为。在临床护理中，常使用现场示范法对患者进行健康指导。这种方法改变了以往护士单纯口头宣教与患者被动接受的模式，使患者能亲身体会护士的细心照料与护理过程，增加了患者对护士的信赖。现场示范法由于示范的对象是患者，因此内容必须更具体、形象、直观、有针对性且通俗易懂，使患者能够参与其中，提高患者的学习兴趣，达到健康教育的目标。示范法还常采用看电影、电视录像或听录音的方式进行。

3. 放松训练　是指在训练者的指导下，通过各种固定的程序反复练习，使患者肌肉放松、心境平和，是一种自我心身锻炼的方法。临床上常用的主要有渐进性放松训练和自主训练两种方法。

（1）渐进性放松训练：是一种由局部到全身、由紧张到松弛的肌肉放松训练。治疗原理：心理紧张和躯体紧张是并存的，只要缓解了躯体紧张，就能控制心理紧张。具体做法：让患者处于舒适位置，或坐位或卧位，先做深而慢的呼吸，然后进行"收缩-放松"交替训练。从手部开始训练，然后依次是手臂、头颈部、肩部、胸部、腹部、大腿、小腿、足部，最后做到全身放松。

理论与实践　　　　　　　　渐进性放松训练练习

1. 基本动作

（1）紧张你的肌肉，注意这种紧张的感觉。

（2）保持这种紧张感10秒钟，然后放松5~10秒。

（3）体验放松时肌肉的感觉。

2. 训练指导语和步骤

"我现在来教大家怎样使自己放松。为了做到这一点，我将让你先紧张，然后放松全身肌肉。紧张及放松的意义在于使你体验到放松的感觉，从而学会如何保持松弛的感觉。"

"下面我将指导你进行全身肌肉逐渐紧张和放松，从手部开始，依次是上肢、肩部、头部、颈部、胸部、腹部、下肢，直到双脚，依次对各组肌群进行先紧后松的练习，最后达到全身放松。"

第一步

"深吸一口气，保持一会儿。"（停10秒）

"好，请慢慢地把气呼出来，慢慢地把气呼出来。"（停5秒）

"现在我们再做一次。请你深深吸进一口气，保持一会儿，保持一会再慢慢地呼出来。"（停10秒）

第二步（手和前臂）

"现在，请伸出你的前臂，握紧拳头，用力握紧，体验你手上的感觉。"（停10秒）

"好，请放松，尽力放松双手，体验放松后的感觉。你可能感到沉重、轻松、温暖，这些都是放松的感觉，请你体验这种感觉。"（停5秒）

"我们现在再做一次。"（同上）

第三步（双臂）

"现在弯曲你的双臂，用力绷紧双臂的肌肉，保持一会儿，体验双臂肌肉紧张的感觉。"（停10秒）

"好，现在放松，彻底放松你的双臂，体验放松后的感觉。"（停5秒）

"我们现在再做一次。"（同上）

第四步（头颈部）

"现在开始注意头部肌肉。"

"请皱紧额部的肌肉，皱紧，保持一会儿，保持一会儿。"（停10秒）

"好，放松，彻底放松。"（停5秒）

"现在，请紧闭双眼，用力紧闭，保持一会儿，保持一会儿。"（停10秒）

"好，放松，彻底放松。"（停5秒）

"现在，转动你的眼球，从上，到左，到下，到右，加快速度；好，现在从相反方向转动你的眼球，加快速度；好，停下来，放松，彻底放松。"（停10秒）

"现在，咬紧你的牙齿，用力咬紧，保持一会儿，保持一会儿。"（停10秒）

"好，放松，彻底放松。"（停5秒）

"现在，用舌头使劲顶住上颚，保持一会儿，保持一会儿。"（停10秒）

"好，放松，彻底放松。"（停5秒）

"现在，请用力将头向后压，用力，保持一会儿，保持一会儿。"（停10秒）

"好，放松，彻底放松。"（停5秒）

"现在，收紧你的下巴，用颈向内收紧，保持一会儿，保持一会儿。"（停10秒）

"好，放松，彻底放松。"（停5秒）

"我们现在再做一次。"（同上）

第五步（肩部）

"现在开始放松肩部的肌肉。"

"现在上提你的双肩，尽可能使双肩接近你的耳垂，用力上提，保持一会儿，保持一会儿。"（停10秒）

"好，放松，彻底放松。"（停5秒）

"现在向内收紧你的双肩，用力内收，保持一会儿，保持一会儿。"（停10秒）

"好，放松，彻底放松。"（停5秒）

"我们现在再做一次。"（同上）

第六步（胸部）

"现在，请注意躯干部肌肉。"（停5秒）

"好，请往后扩展你的双肩，用力往后扩展，保持一会儿，保持一会儿。"（停10秒）

"好，放松，彻底放松。"（停5秒）

"我们现在再做一次。"（同上）

第七步（腹部）

"现在开始放松腹部的肌肉"

"现在请收缩腹部的肌肉，保持一会儿，保持一会儿"（停10秒）

"好，放松，彻底放松。"（停5秒）

"我们现在再做一次。"（同上）

第八步（大腿）

"现在开始放松大腿部肌肉。"

"请用脚跟向前向下紧压，绷紧大腿肌肉，保持一会儿，保持一会儿。"（停10秒）

"好，放松，彻底放松。"（停5秒）

"我们现在再做一次。"（同上）

第九步（小腿）

"现在开始放松小腿部肌肉。"（停5秒）

"请将脚尖用劲向上翘，脚跟向下向后紧压，绷紧小腿部肌肉，

保持一会儿，保持一会儿。"（停 10 秒）

"好，放松，彻底放松。"（停 5 秒）

"我们现在再做一次。"（同上）

第十步（双脚）

"现在，开始练习如何放松双脚。"（停 5 秒）

"好，紧张你的双脚，脚趾用力绷紧，用力绷紧，保持一会儿。"（停 10 秒）

"好，放松，彻底放松你的双脚。"

"我们现在再做一次。"（同上）

结束语：

"现在，请感受你身上的肌群，从下向上，全身每一组肌肉都处于放松状态。"（停 10 秒）

"请进一步体验放松后的感觉，此时你有一种温暖、愉快、舒适的感觉，并将这种感觉尽量保持 1~2 分钟。"（停 1 分钟）

每日练习 1~2 次，每次 15 分钟。

（2）自主训练：是一种结合暗示和想象的放松训练，通过自主训练，可以帮助患者解除紧张、调节机体功能。自主训练由六个言语公式组成：①重感公式，即感到双臂双腿沉重；②温感公式，即感到双臂双腿温暖；③呼吸调节公式，即感到轻松舒适地呼吸；④心脏调节公式，即感到心脏在缓慢而有规律地搏动；⑤腹部温感公式，即感到腹部或胃周围温暖；⑥额部凉感公式，即感到额部清凉似冰。

理论与实践　　　　**自主训练练习**

训练开始时，训练者可坐在椅子上，把双手自然地放在膝盖上，头稍前倾，若仰卧位时，两臂放在身体的两侧，腿略分开，轻闭双眼，排除一切杂念，静心地按下述公式进行训练。

1. 重感公式　训练者自己默念并想象"两臂、两腿沉重"。这种想象应从利手开始，然后过渡到对侧臂，利手同侧腿和对侧腿。例如右利手者，应首先想象右臂沉重，当获得右臂重感后；再想象左臂沉重，左臂成功后则想象右臂左臂一起沉重，然后追加到右腿、左腿。全部练习结束后，加上如下收尾动作：从小肌肉紧张动作开始，向大肌肉紧张动作（如肘的屈伸动作）移行，接着进行大幅度的背伸运动，最后睁开双眼。

2. 温感公式　训练者熟练地获得四肢沉重后，开始进行温感公式的训练。这时训练者默念并想象"两臂两腿温暖"。其顺序和重感公式一样要从利手开始，但要在重感练习的基础上进行。所以其顺序应该是：心情平静→重感练习→心情平静→温感练习→收尾动作。

3. 呼吸调节公式　在稳定获得前三个公式的感觉后，默念并想象"我在轻松地呼吸着"。由于呼吸运动受随意和不随意神经系统的双重支配，所以在开始这种练习时，反而时常由于过分注意使呼吸变得不自然起来，因此要注意克服。

4. 心脏调节公式 训练者默念并体会"心脏在缓慢而规则地跳动着"。其实，当重温感练习充分时，一般都可以观察到心率减慢、呼吸次数减少以及心跳整齐规则的反应形式。因此"调整心脏"并不是要训练者有意识地去"调整"，而是练习体会已经平静而规则地跳动着的状态。当然这一公式的训练也要在前两个公式后进行。

5. 腹部温感公式 在稳定获得前四个公式的感觉后，训练者默念并想象"我的腹部温暖"。

6. 额部凉感公式 在前五个公式的训练成功的基础上，训练者默念并想象"我的额部凉爽"。这个公式是轻松地总结全部的练习，也是造成头凉足热的练习。

放松训练在临床护理工作中得到了较广泛的应用，如针对高血压、糖尿病、癌症、支气管哮喘、分娩、手术等患者的训练。研究证明，放松训练有助于改善患者的焦虑、抑郁等负性情绪，有助于缩短产程、减轻手术患者的心理生理反应、减少高血压患者降压药用量、降低糖尿病患者的血糖和减小血糖波动范围，此外，对失眠和慢性疼痛患者也具有较满意的效果。

4. 生物反馈技术 是通过现代电子仪器，将人体的生理信息描记，并转换成声、光和数字等反馈信号，使患者可以根据反馈信号学习调节和控制自身的生理活动，使生理活动恢复或保持在一个合适的水平。

目前人们借助生物反馈仪有意识地控制心律、血压、皮温、胃肠蠕动、肌肉活动、汗腺分泌、脑电图、情绪紧张度等功能活动，达到防病治病的目的。依照生理活动变化方向不同，可将生物反馈疗法分为两类，即减低生理活动和增强生理活动。前者主要用于预防和治疗由于应激引起的病变；后者主要用于神经肌肉的训练和新行为的建立。

5. 系统脱敏技术 也称交互抑制法，其理论假设为：放松状态与焦虑是两个对抗的过程，两者相互抑制，即交互抑制。系统脱敏法就是让一个可以引起轻微焦虑的刺激，在患者面前反复暴露，同时让患者通过全身放松予以对抗，从而使这一刺激逐渐失去引起焦虑的作用。系统脱敏技术一般分三个步骤：

（1）评定焦虑等级：治疗者首先帮助患者找出诱发焦虑的对象，然后把它们按照由低到高的等级排列出来。

（2）肌肉放松训练：指导患者学习放松，可以采用渐进式放松训练的方法。一般需要6~10次练习，每次半小时，每天1~2次，以全身能够迅速进入松弛状态为合格。

（3）脱敏过程：根据交互抑制的原理，将放松状态与诱发焦虑的情境联系起来，逐渐提高诱发焦虑的刺激水平，以减轻焦虑。让患者在肌肉放松的情况下，从最低层次开始，想象产生焦虑的情境，直到想象这一刺激时达到完全放松为止。接着进行高一层次有焦虑情境的想象，最终到想象最恐惧的情境时，也能做到完全放松。然后，再进入实际场景也能做到放松。此时，患者就学会了用放松代替焦虑，原来引发焦虑的刺激也就不能诱发焦虑了。

系统脱敏疗法在临床中应用较广，主要适应证有焦虑症、恐怖症和其他伴有焦虑情绪的心身疾病。脱敏过程需要 8~10 次，每日 1 次或隔日 1 次，每次 30~40 分钟。

相关链接　　　　　　系统脱敏疗法的原理

系统脱敏疗法起源于对动物的实验性神经症的治疗。沃尔普（J. Wolpe）在实验室中电击小铁笼中的猫，每次电击之前先制造一阵强烈的响声。多次实验后，该猫即使不受电击，只要听到这强烈的响声或看见那只铁笼都会出现明显的自主神经反应，类似人类的焦虑症或恐怖症。他将这只猫禁食几天，然后放回铁笼，铁笼里有猫爱吃的鲜鱼。虽然此刻猫极度饥饿，却也不肯食用鲜鱼。在铁笼旁边，甚至在实验室隔壁的房间里，猫的进食均受到不同程度的抑制。沃尔普认为，这是猫对实验环境产生了泛化的防御性条件反射，即产生了实验性神经症。沃尔普设计了一个实验来治疗猫的"症状"。他首先将猫放在离实验室很远的地方，此时在猫的眼里实验室依稀可见，因而猫只出现轻微的焦虑、恐惧反应。此时给猫喂食，猫虽能进食，但起初并不十分自然，不过过一会儿便能恢复常态，自如地进食了。到了下次该进食的时候，沃尔普把猫向实验室的方向挪近一段，这时猫又会出现一些轻微的焦虑恐惧，沃尔普立即给猫进食。同第一次一样，猫起初进食时不太自然，但不久便适应了。沃尔普如法炮制，让猫步步逼近实验室。最后，该猫回到铁笼中也能平静地生活，即猫的焦虑和恐惧已被"治愈"。沃尔普认为，这是交互抑制的作用，即两种相反的行为或情绪互相抑制不能同时并存。

6. 厌恶疗法　是一种通过惩罚手段引起厌恶反应，来阻止或消除不良行为的治疗方法。

其原理是操作性条件反射中的惩罚作用，让某种不良的行为反应与痛苦的刺激建立条件反射，从而导致不良行为的消失。具体方法是首先确定靶症状和选择适当的厌恶刺激，治疗师与患者共同确定靶症状，并共同商讨厌恶刺激的设计。然后，在不良行为发生的同时，实施厌恶刺激。临床上常用的厌恶刺激有药物刺激、电击刺激、橡皮圈弹腕刺激、想象刺激等。

在实际选择厌恶刺激时，应该选择那些易于施加、易于定量、易于撤除的刺激，以便将患者的不良反应降到最低点。

（1）药物刺激：应用能引起恶心、呕吐的药物如阿扑吗啡、戒酒硫等，或者使用强烈恶臭的氨水等。例如，对酒依赖的患者进行治疗，使用阿扑吗啡作为厌恶刺激，治疗时先注射阿扑吗啡（该药在注射几分钟后便引起强烈的恶心呕吐体验），几分钟后让患者饮酒，几乎在饮酒的同时药效发作，患者会恶心、呕吐。反复几次之后患者的饮酒行为与恶心呕吐形成了条件联系，于是只要饮酒便会恶心、呕吐。为了避免恶心难受，只好弃酒不饮。

（2）电击刺激：以一定强度的感应电刺激作为疼痛刺激源，或以轻度电休克作为厌恶刺激。

（3）橡皮圈弹腕刺激：拉弹预先套在手腕上的橡皮圈，以引起的疼痛作为厌恶刺激。

（4）想象刺激：让患者想象在大庭广众、众目睽睽之下，表现不良行为，从而使患者自己感到羞耻，由此作为厌恶刺激。

厌恶疗法在临床上主要适用于酒瘾、烟瘾、强迫症等。厌恶疗法应该在严格控制下使用，因为目前尚有两个争议的问题：一是技术方面的问题，从学习理论可知，惩罚具有一定的危险性，如临床案例报告，有露阴癖患者经电击治疗而导致阳痿，有些患者可能因惩罚而增加焦虑；二是伦理问题，惩罚作为一种治疗手段，可能与伦理学规范相冲突。

四、人本主义疗法

人本主义疗法（humanistic therapy）是 20 世纪中期发展起来的一种心理治疗方法，也称作以人为中心疗法，由美国人本主义心理学的创始人卡尔·罗杰斯创立。

（一）治疗目标

人本主义认为，人是具有潜能和成长着的个体，如果各方面发展良好，人就可以让意识指引其行为直到完全实现其最大的潜能，成为一个独特的个体。心理或行为障碍的产生乃是由于个人成长受到阻抑所致。自我意识不良和他人施加的价值条件是引起心理问题的根源。只要治疗师给予无条件的积极关注，做到尊重、通情和坦诚，来访者就能发现对自己负责的力量，自己解决自己的问题。

人本主义疗法的目标就是要帮助来访者充分体验其情感，以重新确立良好的动机驱动，使来访者向着自我调整、自我成长和逐步摆脱外部力量控制的方向迈进，恢复来访者自我实现的倾向。

（二）主要技术

1. 无条件积极关注

（1）无条件积极关注的含义：无条件积极关注是指治疗师对来访者积极、光明、正性的方面予以关注，接纳来访者的各种情感，从而使来访者拥有积极的价值观和改变自己的内在动力。通俗地说，无条件积极关注就是辩证、客观地看待来访者。无条件积极关注不仅有助于建立良好的咨询关系，而且本身就有干预效果。

（2）无条件积极关注的注意要点：

1）辩证、客观地看待来访者：来访者往往带着自己扭曲的认知、消极的行为模式、负性的情绪等前来咨询，治疗师也许很容易观察体验到来访者消极、灰暗、负性的一面，而来访者积极、光明、正性的一面往往需要治疗师挖掘。例如糖尿病的患者，认为自己非常不幸，不停地抱怨自己倒霉，情绪非常低落，有时哭泣，这些消极面显而易见。但即使如此，该患者还有积极、正性的一面，如主动就医治疗，血糖控制尚可，依从性也比较强，表明该患者有改变自己现状的愿望和能力。

2）帮助来访者辩证、客观地看待自己：有些来访者因受认知能力的制约，消极生活态度等原因，造成了来访者只看到自己存在的问题、失败、缺点和不足等，并把它们放大，深陷其中而看不见自己的能力和资源。无条件积极关注就是治疗师帮助来访者深化自我认识，从只注意失败和缺点，转移到客观、全面地认识自己，帮助来访者挖掘自身积极、光明、正性的内容和所拥有的资源。

3）实事求是，避免盲目乐观和过分消极：治疗师对来访者的基本态度应该是乐观的，应该无条件积极关注来访者，但不能盲目乐观和过分消极。盲目乐观可能使咨询变成了一种形式的、教条化的反应，淡化了来访者的问题，同时也缺乏对来访者的共情。而过分消极容易使来访者更沮丧、困惑或绝望。治疗师应针对来访者的实际问题，实事求是，客观地引导来访者认识、分析其面对的问题和不足，给来访者以支持、鼓励和帮助，促进来访者自我发现和潜能开发。

2. 坦诚

（1）坦诚的含义：指治疗师对来访者态度真诚、坦诚。这意味着治疗师把自己置身于与治疗关系有关的情感经验之中，没有防御式伪装，没有专业面具，真实的情感反应是治疗师表现坦诚的标志。治疗师越能意识到各种情感体验并表达出来，治疗就越容易取得进展。

（2）坦诚的注意要点：

1）坦诚时首先要做到真诚：真诚是治疗师内心的真情流露，不是靠技巧获得的，是建立在对来访者乐观的看法、信任的态度、充满关爱的基础上，也建立在治疗师接纳自己、充满自信的基础上，做到真诚是坦诚的基础。治疗师的真诚不仅仅体现在语言上，还应体现在非言语交流上，治疗师在干预时采用的非言语的身体语言更是表达真诚最好的方法。关注的目光，前倾、谦和的姿势，倾听时平和的表情、适时的回应，平和的声音，无条件接纳来访者表述的任何内容和情感等都是真诚的表现。

2）坦诚应该实事求是但不是实话实说：治疗师的坦诚建立在实事求是的基础上，但不是实话实说，也不能不懂装懂。坦诚与实话实说既有联系，又不能等同。例如：化疗的患者因脱发觉得自己很丑，护士干预时可以坦诚的对患者说："您的容貌确实发生了一些改变，但对于您和家人来说，您的身体康复更重要！您可以选择佩戴假发，而且有些人化疗后，头发还是会长出来的。"如果对患者说："你掉头发确实很丑，这也是化疗常见的副作用。"虽然是实话实说，但患者可能会受到伤害或更加自卑。

另外，心理干预时，来访者的问题五花八门，治疗师可能对问题无从下手，不能为了维护自信和尊严，不懂装懂；也不能为了炫耀自己的知识和能力，装腔作势。

3）坦诚不是自我发泄，表达要适度：有时来访者的某些问题或情感可能与治疗师的相同或相似，治疗师不能有感而发，忘情发泄自己的内心世界，这种有感而发属于自我发泄，是坦诚的禁忌。坦诚也不是表达地越多越好，要适度，过度的坦诚会适得其反。

3. 通情

（1）通情的含义：通情也叫共情，就是按照来访者看待世界的方式来理解他的行为，也是治疗师理解和体验来访者内心世界的能力。治疗师通过通情，能设身处地理解来访者，使来访者感到被理解和接纳，能够促进来访者深入地自我探索，促进自我表达，促进来访者的个人成长，起到积极的干预效果。

（2）通情的注意要点：

1）治疗师视角需要转变：应从来访者而不是自己的角度看待来访者及其问题。但不是要求治疗师必须有与来访者相似的经历感受，而是能设身处地理解来访者。

2）表达通情不能千篇一律：考虑到来访者性别、年龄、文化习俗等不同，要因人、因事而异，把握时机，善于使用躯体语言，适度表达。

3）治疗师应验证自己是否与来访者产生通情：咨询中往往会出现治疗师以为自己已经深刻、准确地理解了来访者，但实际情况却可能存在误差。治疗师可以主动采用尝试性、探索性的语气进行询问，根据来访者的反馈及时做出修正。

五、认知疗法

认知疗法（cognitive therapy）是 20 世纪 70 年代在美国发展起来的一种心理治疗技术。它是根据认知过程影响情感和行为的理论假设，通过认知和行为技术来改变当事人的不良认知，从而消除不良情绪和行为的心理治疗方法。

（一）治疗目标

认知疗法的目标就是矫正患者的不合理认知（包括歪曲的、不合理的、消极的信念或想法），从而使患者的情绪和行为得到相应的改变。它不仅重视不良行为的矫正，而且更重视患者的认知方式改变和认知、情绪、行为三者的和谐。

（二）主要技术

1. 埃利斯的理性情绪疗法 埃利斯认为人既是理性的，同时又是非理性的。人的心理障碍或情绪与行为问题的困扰，都是由不合乎逻辑或不合理性的思考（即非理性信念）所导致。如果人们能学会利用理性思考，减少非理性思考，那么，大部分的情绪或心理困扰就可以解除。

（1）理性情绪疗法的实施：分为四个阶段。

第一阶段，心理诊断。主要任务是：①建立良好的工作关系，帮助患者建立自信心；②找出患者情绪困扰和行为不适的具体表现（consequence，C），以及与这些反应相对应的激发事件（activating event，A），并对两者之间不合理信念（belief，B）进行初步分析，找出他们最迫切希望解决的问题；③治疗师与患者一起协商，共同制订治疗目标，一般包括情绪和行为两方面的内容；④向患者介绍 ABC 理论，使其接受这种理论和认识到 A、B、C 之间的关系，并能结合自己当前的问题予以初步分析。

第二阶段，领悟。通过解释和证明使患者在更深的层次上领悟到他的情绪和行为问题是自己的不合理观念造成的，因此应该对自己的问题负责。引导患者把合理与不合理的信念、表层与深层错误观念、边缘与中心错误观念、主要与次要错误观念区分开来，从而对自己的问题与不合理观念的关系达到进一步的领会。一般来说，要帮助患者实现三种领悟：①是信念引起了情绪和行为后果，而不是诱发事件本身；②他们对自己的情绪和行为问题负有责任，应进行细致的自我审查和反省；③只有改变不合理的信念，才能减轻或消除他们目前存在的症状。

第三阶段，修通。治疗师的主要任务是采用各种方法与技术，使患者修正和放弃原有的非理性观念并代之以合理的信念，从而使症状得以减轻或消除。

第四阶段，再教育。主要任务是巩固治疗所取得的效果，帮助患者进一步摆脱不合理观念及思维方式，使新观念和逻辑思维方式得以强化并重新建立起新的反应模式，以减少以后生活中出现的情绪困扰和不良行为。

（2）理性情绪疗法的基本技术：理性情绪疗法强调人自身的认知、情绪和行为三个维度的功能统一性。理性情绪疗法主要的技术如下：

1）与不合理信念辩论：埃利斯认为患者从不把自己的症状与自己的思维、信念联系起来，因此治疗师要积极主动地、不断地向患者发问，对其不合理信念提出挑战和质疑。从提问的方式看可分为质疑式和夸张式两种。质疑式提问是直接向患者的不合理信念发问；夸张式提问是针对患者信念的不合理处故意提一些夸张的问题，把对方不合理、不合逻辑、不现实之处以夸张的方式放大给患者看。

2）合理情绪想象技术：该技术是帮助患者停止非理性信念的传播。其步骤是：首先让患者在想象中进入令他困扰的情境，体验在这种情境中的强烈情绪反应；然后帮助患者改变这种不适当的情绪反应并体会适度的情绪反应；最后停止想象，让患者讲述他怎么通过转变信念使自己的情绪发生了变化，此时治疗师要强化患者新的信念和体验，以巩固他获得的新的情绪反应。

3）认知家庭作业：让患者与自己非理性信念进行辩论，它是正式会谈后的继续。主要有合理情绪自助表与合理自我分析报告两种形式。让患者填写合理情绪自助表，在找出 A 和 C 后，然后继续再找 B。自助表中列有十几种常见的不合理信念，让患者从中找到与自己情况相符的 B 或单独列出。患者进而对不合理信念进行诘难（disputing，D），最后自己评价诘难的效应（effect，E）。这实际上就是患者自己进行 ABCDE 分析的过程。除认知作业外，还有情绪或行为方面的家庭作业。患者对自己每天的情绪和行为表现加以记录，对积极的、适应性行为和情绪给予自我奖励。

理论与实践　　　理性情绪疗法自我分析表

简述引起负面情绪的事件（A）	列出事件引发的情绪并评价（C）	写下伴随负面情绪的信念和想法（B）	与不合理信念辩论（D）	与不合理的信念辩论，写下理性信念（E）	写下理性信念下情绪的种类及程度（E）
患者刘女士给丈夫打电话，丈夫说："正在忙，等会再打。"接着把电话挂了，半小时后再打就关机了。	生气：90% 伤心：80% 担心：60%	1. 他一点都不关心我。 2. 一定是我哪里做错了。 3. 他就是骗子，他根本就不忙，他就是不想理我。	1. 他从来没做过关心我的事情吗？ 2. 挂电话和关机一定是我的原因吗？ 3. 他平常是怎么对我的，挂电话和关机一定是不想理我吗？还有没有其他的可能？	1. 他平常很关心我，这次可能是真的忙，手机也可能没电了。 2. 他挂电话不是我的错。 3. 挂电话和他愿不愿意理我没有必然联系。	生气：50% 伤心：20% 担心：10%

注：1% 是有一点点情绪，100% 是最强烈的情绪。

2. 贝克的认知疗法　贝克认为，心理障碍的产生并不是激发事件或有害刺激的直接后果，而是通过了认知加工，在歪曲或错误的思维影响下促成的。错误思想常以"自动思维"的形式出现，因而不易被认识到，不同的心理障碍有不同内容的认知扭曲。

矫正不良认知的方法有：

（1）识别自动思维：自动思维是介于外部事件以及个体对事件的不良情绪反应之间的那

些思维，多数患者不能认识到。治疗中首先要求患者学会识别自动性思维，尤其是在不良情况出现前的特殊思维，这需要治疗师帮助患者去挖掘。

（2）识别认知错误：焦虑或抑郁患者常用消极方式看世界，偏于悲观，容易出现前述的不良认知。治疗师要归纳出一般规律来帮助患者认识。

（3）真实性检验：在识别认知错误后，与患者共同设计严格的真实性检验，这是认知疗法的核心。即鼓励患者以其自动性思维及错误的认知为假设，并设计一种方法来检验，让患者自己判断这种思维与认知是错误的，不符合实际的。

（4）去注意：多数焦虑和抑郁患者都自认为别人在注意他们，治疗中要求患者记录在公众场合中不良反应发生的次数，结果可以发现，事实上很少有人注意他们的言行。

（5）监察苦闷或焦虑水平：患者常感到症状会一成不变地持续存在，而实际上焦虑是波动的，当其认识到焦虑有开始、高峰及消退的过程，就能比较容易控制焦虑情绪。

认知疗法广泛用于治疗多种心理问题，包括抑郁障碍、焦虑障碍、自杀及自杀企图、强迫症、精神分裂症、进食障碍、睡眠障碍、情绪问题、婚姻家庭问题等。目前在国外临床心理治疗中，有60%的患者接受认知疗法。

（赵　静）

学习小结

本章主要介绍心理干预、心理教育的概念及其分类；心理支持疗法、行为治疗、人本主义疗法、认知疗法的治疗目标和主要技术。心理干预是指在心理学理论的指导下有计划、按步骤地对一定对象的心理活动、个性特征或行为问题施加影响，使之发生朝向预期目标变化的过程。心理教育是一种系统性、具有教学性质的心理干预措施。心理支持疗法的主要技术包括倾听、共情、安慰与开导、解释、建议和指导，是临床护理中应用最广泛的心理干预技术之一。行为治疗的目标是针对特定的行为施加影响，使其做出改变，主要技术包括强化、示范、放松训练、生物反馈、系统脱敏、厌恶疗法等。人本主义疗法的主要技术有无条件积极关注、坦诚、通情。认知疗法主要有埃利斯的理性情绪疗法和贝克的认知疗法。

复习参考题

1. 心理干预、心理教育的概念。

2. 心理支持疗法的主要技术有哪些？

3. 行为疗法的主要技术有哪些？

患者心理

7

学习目标	
掌握	患者的角色模式；患者的心理需要与心理反应。
熟悉	疾病行为的基本概念；患者就医行为与遵医行为的影响因素。
了解	患者角色的特征。

患者在生病或产生病感后会发生一系列心理反应和行为变化。了解患者的角色变化、疾病行为及常见的心理反应，有助于护理工作者正确认识和分析患者的行为和心理特点，从而为形成和谐的护患关系，做好"以患者为中心"的整体护理奠定基础。

第一节　疾病行为与患者角色

一、疾病行为

疾病行为是指当个体感到不舒服，或身体上出现一些不正常的征象时，把主观的病感体验以一定的行为表现出来。

疾病类型及疾病严重程度影响疾病行为的表现。一般而言，发病急且病情严重的患者易于表现出疾病行为，而慢性疾病且症状不甚严重的患者不易表现出疾病行为。在临床上，疾病行为可以有病灶、病感和社会功能异常三个方面的表现。

（一）病灶

病灶通常指体征，是由于机体组织器官的正常结构和功能遭到破坏而出现的，临床上可以通过各种检查而发现，患者本人有明显的体验或者完全没有感觉。病灶属于客观指标。

（二）病感

病感通常指症状，是指患者感到有病或不适的主观体验。病感不等同于疾病，病感可能是由疾病对身体的刺激而引起的疼痛、心悸、乏力等躯体反应；也可以是受心理、社会、环境等多种因素影响而出现的心理变化和躯体反应，如疼痛、失眠、食欲缺乏以及焦虑、抑郁、恐惧等情绪体验。因此，病感属于主观指标。

（三）社会功能异常

社会功能异常是指患者个体与外界环境的不协调性，表现为患者不能工作、不能适应社会，社会活动受到影响。精神疾病、脑卒中、帕金森病、截肢、乳腺切除及尿毒症等患者往往由于疾病引起明显的躯体功能异常及心理问题，而出现社会功能异常。

二、患者角色

患者角色（patient role）又称患者身份，是指被医务人员和社会所认同的患病者应具有的心理状态和行为模式。在获得患者角色后，享有相应的权利和履行相应的义务。

（一）患者角色的行为特征

患者角色的行为特征主要有以下几个方面的表现：

1. 原有角色退化 指个体的患者角色获得优势地位后，其原有的社会角色退居次要、服从的地位，甚至完全被患者角色所取代。

2. 自制能力减弱 患者被人们视为不幸、需要同情与呵护的群体。患者患病后出现软弱依赖、情绪多变、意志力减退等，同时加上疾病本身对躯体活动的影响，患者的自制能力会出现不同程度的降低。

3. 求助愿望增强 无论个体在健康状态时多么自尊、自强和自立，在疾病状态下，患者大多表现出强烈的求助愿望，期待医护人员及他人的保护和帮助，甚至出现怀疑自己的能力而过度依赖他人保护的现象。

4. 康复动机强烈 虽然患者角色可以帮助患者免除部分或全部社会责任，但大多数人有着对健康本能的渴望。每一个患者都依照自己对疾病的认识，选择最佳的方式，积极接受各种治疗护理措施，争取早日康复。在此动机支配下，有些患者表现出四处求医，想方设法通过多种途径寻求快速治愈和康复的捷径，结果常常会欲速则不达。

5. 合作意愿加强 患者为了能早日康复，不仅积极主动与医务人员积极沟通、密切合作，同时还会加强和其他患者的沟通，对有利于疾病康复的建议，均会给予积极关注。但有时这种关注会造成患者获得的信息不准确，不利于疾病的治疗，因此医护人员应给予合理的引导。

（二）患者角色模式

患者在进入患者角色的过程中，会出现适应与否及适应快慢的问题，由此导致心理和行为上的改变，表现为不同的角色模式。

1. 患者角色适应 患者基本上进入患者角色，与患者角色的"心理状态和行为模式"相符合。能关注自身的疾病，配合医护人员的工作，主动采取必要的措施减轻病痛，以期尽快康复。

2. 患者角色缺如 是指患者否认自己患病，未能进入患者角色。即使经医生诊断为患病，但患者本人否认或不愿意承认自己是患者。多发生在由常态角色向患者角色转变时，或发生在疾病突然加重时。患者由于对疾病的认识不足或缺乏相关的医学知识，不能进入患者角色。如一些癌症患者否认疾病的存在而拒绝就医或采取等待、观望的态度等。当患者出现这种情况时，医务人员一方面要给予充分理解，另一方面更要向患者说明不积极配合治疗会影响身体健康、延缓疾病痊愈，促进患者尽快实现角色适应。

3. 患者角色冲突 患者在角色转变中，不愿或不能放弃原有的角色行为，与患者角色行为发生冲突而出现行为不协调的表现，是患者一时难以实现角色适应的结果。如一位科技工作者在住院期间仍然加班至深夜修改论文，此时患者角色就与其原有的社会角色发生了冲突。

4. 患者角色减退 是指已进入患者角色的患者，由于情感、经济等原因过早地退出患者角色回到社会常态角色。如一位尚需继续治疗的慢性疾病患者由于家中父亲生病，而中断自己的治疗出院照顾父亲，此种情形即为患者角色减退，影响疾病的治疗与康复。

5. 患者角色强化 是指个体安于患者角色的现状，或者过度认同疾病状态，甚至对疾病康复后要承担的社会角色感到恐惧不安。角色强化多发生在由患者角色向常态角色转变时。可能与病后体力和能力下降，原有条件比医院差或原社会角色任务重等因素有关，也有可能与患者角色的继发性获益（secondary gain）有关，如想获得更多的照顾、关心、赔偿等。

6. 患者角色异常　患者对疾病缺乏正确认识，受病痛折磨感到悲观、失望，出现对他人、对自己的伤害性行为，如对医务人员的攻击性言行、病态固执、抑郁、厌世、甚至自杀等。

> **案例 7-1**
>
> 　　52岁的老李在家中突然摔倒在地，口角歪斜，右侧肢体无力，遂住院治疗，被诊断为脑卒中。住院期间，老李积极参与治疗方案的制订，配合医生治疗，并及时进行康复训练，很快老李右侧肢体感觉和肌力正常，说话、行走基本与常人无异。但是老李出院后不愿意参加社交活动，不敢自己行走，担心自己随时有可能摔倒，甚至连吃饭也要家人喂食。
>
> 　　**思考：**
> 　　1. 患者出院后处于何种角色模式？
> 　　2. 作为护士你应如何帮助患者？

三、就医行为

　　就医行为，也称求医行为，指个体感觉到某种不适、有病感或出现某种症状时，向医疗机构或者医护人员寻求帮助的行为。

（一）就医行为的基本类型

　　1. 主动就医行为　当个体有"病感"或者经他人提示后认同自己有病时，在自我意识支配下产生就医动机，主动寻求医疗机构或者医护人员帮助的行为。这种就医行为最为常见，是大多数个体采取的就医行为类型。

　　2. 被动就医行为　患者无法或无能力产生就医动机或实施就医行为，在他人的帮助或督促下寻求医疗帮助的行为。被动就医行为类型常见于一些自制力缺乏、自理能力下降、就医行动不便的个体。如婴幼儿患者，处于休克、昏迷中的患者，危重症患者等。

　　3. 强制就医行为　社会机构、卫生医疗机构及患者的亲友或监护人对某些会严重危害社会人群健康的特殊患者给予强制性治疗的行为。如某些有自伤或伤人行为的精神病、烈性传染病（如 SARS、甲型流感、禽流感等）、性传播疾病、艾滋病等患者。

（二）就医行为的影响因素

　　1. 文化程度　患者的受教育水平影响患者的就医行为，文化程度较高的患者，对疾病发生及转归的认识较为科学，更重视疾病的发生和发展，当身体出现异常或不适时，能及时采取就医行为；而文化程度较低的患者，对疾病发生及危害认知较低，常忽视身体出现的一些异常症状，当疾病发生时不能及时识别，就诊率较低。

　　2. 疾病认知　患者对于疾病的性质、预后以及症状出现的频率、轻重等方面的认识是影响就医行为最主要的因素。正确把握疾病相关的信息有助于激发个体的就医动机，促使个体采取恰当的就医行为。如一些高血压患者虽然没有明显的临床表现，但意识到高血压可能带来的危害也会主动寻求医护人员帮助。

3. 就医环境　主要包括医疗机构的行医理念、医疗设施、医疗水平、交通状况等因素。就医环境与人们的就医期望吻合与否，也是影响个体是否就医的主要因素。医疗机构具备行医理念人性化、医疗设施齐备、医疗水平高超、交通便捷的就医环境，有助于患者采取主动的就医行为。

4. 就医经历　主要是指能产生继发性影响的首次或以前的就医过程，该过程会影响患者的再次就医行为。患者对所求助医院及医护人员的满意程度、治疗效果如何以及一些诊疗措施是否留下深刻的伤痛回忆，会严重影响患者的就医行为。一般来说，在以往的就医过程中对医疗机构有较好印象的个体，会促进其日后出现积极的就医行为；在就医经历中有较强挫折感的个体，在日后常出现消极的就医行为。

5. 就医经费　是指就医过程中所产生的医疗费用。医疗费用的高低、患者本人所承担费用的比例、对医疗费用的价值认同程度等都会显著地影响就医行为。一般情况下，可以享受公费医疗、社会保险的个体就医行为较主动；而没有医疗保障或对自己所付医疗费用的价值不认同的个体会产生消极的就医行为或拒绝就医。

6. 社会支持　主要包括亲朋好友、单位同事等人际网络对个体就医行为的支持程度。一般而言，亲朋好友、单位同事的关注和支持有利于个体的就医行为；而繁忙的工作安排、较高的职业发展目标等因素则会阻碍个体的就医行为。

7. 心理因素　包括个体的性格倾向、病痛体验、生存动机、病耻感等因素。个体乐观与否、痛苦体验敏感与否、生存动机和病耻感是否强烈等都显著地影响患者的就医行为。如个性多疑、胆小、怕事者，病痛体验敏感者，生存动机强烈者容易采取就医行为；而个性固执、刻板者，病痛体验不敏感者，生存动机弱者不易采取就医行为。某些疾病（如性病、艾滋病等）会带给患者较强的病耻感，而阻碍患者就医。

四、遵医行为

遵医行为指患者在就医后其行为（服药、合理饮食、优化生活方式、适量运动等）与临床医嘱的符合程度。良好的遵医行为有利于疾病的治疗和身体的早日康复。但遵医行为受到多方面因素的影响，主要包括患者方面的因素、医护方面的因素和其他外部因素等。

（一）患者方面的因素

1. 疾病的性质　主要表现为两种情况。一是患者的病情较轻或症状不明显，导致其不就医或不按医嘱执行；二是对于那些慢性病或恢复期需要长期接受治疗的患者，往往不能坚持或不能按时执行医疗护理措施，从而影响了遵医行为。

2. 患者的医学知识水平　由于患者缺乏医学知识或一知半解，往往对自己的病情缺乏正确的认识，一方面可能低估自己的病情或预后，表现为就医的积极性不高；另一方面可能高估自己的病情或预后，导致有病乱投医，急于求成，一种治疗方案未结束就自行接受另外一种治疗方案，从而影响了患者的遵医行为。

3. 患者的心理特点　患者的个性特点会影响其遵医行为。如果患者的性格急躁，可能会因某些症状暂时不能缓解而频繁地用药或频繁地更换治疗方案；如果患者多疑，对医疗护理措施缺乏信心，可能会拒绝治疗；如果患者偏执，可能会固执地认为只有某种治疗方案好，而不能随着病情的变化及时调整治疗方案。患者的认知功能如记忆能力等也是影响遵医行为的重要因素。另外，患者的焦虑、恐惧、抑郁等情绪也会影响其遵医行为。

4. 患者的不良习惯　有些疾病的治疗需要患者改变自己的饮食、运动、睡眠等生活习惯，如慢性阻塞性肺疾病（COPD）患者需要戒烟，但对于患者来说有些习惯一时难以改变，导致患者出现不遵医行为，影响疾病的治疗和康复。

（二）医护方面的因素

1. 治疗方案　治疗的过程过于复杂，对患者要求过高，持续的时间太长，治疗过程中选用的药物有明显的副作用，这些方面均可导致患者的遵医行为下降。

2. 医护人员的能力　医护人员的专业水平、沟通能力均会影响患者的遵医行为。医护人员的专业水平低，可导致患者对医疗护理措施是否有效产生怀疑；医护人员的沟通能力差，与患者不能进行有效的沟通，导致患者不能正确理解医嘱或者对其产生误解，造成医患关系紧张，导致医疗护理措施难以顺利地执行下去。

3. 医护人员的个性特征　医生的性格主观武断、不容分辩，或优柔寡断、朝令夕改，追求大量不必要的实验检查，或对检查和开药的解释过于简单等，都可能影响患者对医护人员的信任程度，引起遵医嘱率下降。

（三）患者家属方面的因素

患者患病后自理能力下降，依赖性增强，家属的配合程度在一定程度上影响患者的遵医行为，尤其在婴幼儿、精神疾病、植物状态、老年痴呆等患者身上表现尤为明显。

1. 患者家属的心理状态　患者家属情绪比较平稳，既不过于紧张也不过于大意，并且能够信任医护人员，则患者能表现出较好的遵医行为。

2. 患者家属的文化程度　文化水平高的家属对疾病相关知识掌握较好，能够配合检查和治疗，并且具有较强的保健意识及疾病自我管理能力，能够对患者的遵医行为起到促进作用。

（四）其他

经济和社会方面的因素也会影响患者的遵医行为，如昂贵的医疗费用、患者的工作或社会环境的限制等方面均有可能导致患者遵医行为下降。

问题与思考　　　　患者，女，63岁，糖尿病病史5年，口服降糖药格列齐特和二甲双胍。近日被诊断为"浅表性胃炎"，遵医嘱服用莫沙必利（饭前半小时服用）、瑞巴派特片（饭后立即服用）和康复新液（饭后1~2小时服用）治疗。因患者独自居住，护士担心其不能准确遵医。

思考：

1. 此病例中存在哪些影响患者遵医行为的因素？

2. 护士应如何提高患者的遵医行为？

第二节　患者的心理需要和心理反应

个体患病后其心理需要和心理反应虽然存在着很大的不稳定性和不可预料性，但是也有一些共同的规律和特点。了解患者的心理需要和心理反应有利于实施恰当而及时的心理干预措施，促进患者的身心康复。

一、患者的心理需要

（一）需要尊重

患者进入患者角色后，原有的社会角色随之丧失或减弱，成为"弱者"，自我评价减低，对别人如何看待自己极为敏感，自尊心易受伤害，希望得到他人尤其是医护人员的关心和尊重。患者希望医护人员尊重其人格、保护其隐私、重视其自主权。患者会表现出主动和医护人员接近，期待医护人员对于自己的病情多加以关注，同时也希望更多的家属和朋友的探望，从而体现自己的价值、能力和地位。

此时尊重的需要若不能满足会使患者产生自卑、无助感，或者演变为不满和愤怒。因此，医护人员在进行治疗和操作时都应该做好沟通解释工作，保护患者的隐私，充分尊重患者，避免那些可能伤害他们自尊心的行为，如用命令的语气跟患者说话，以床号代替姓名称呼患者，在公开场合议论患者的隐私，治疗护理过程对患者过多的暴露等。

（二）需要接纳和关心

患者住院后，遭受着疾病痛苦的折磨，与亲友分离，接受各种新异的检查与治疗，生活在一个陌生的环境里，导致他们产生非常强烈的归属动机。他们需要医务人员和亲人的关心、同情和理解；需要尽快熟悉环境，与医护人员和病友交流并被接纳，还需要与家庭成员、同事和朋友保持联系和交往。因此，医护人员应努力与患者建立良好的医患或护患关系，帮助协调病房人际关系，使其能在温馨和谐的人际氛围和医疗环境中得到治疗。

（三）需要信息

患者需要了解疾病相关信息，如疾病的性质、需要接受的治疗和护理的方案、医疗费用、医院的医疗技术水平、主治医生及其专业特长、责任护士和护士长以及医院的规章制度、周围环境和设施等。因此，医护人员应及时主动告知患者及家属相关信息，并鼓励患者参与治疗护理决策，充分调动患者的社会支持系统，使患者能主动、积极配合治疗和护理，促进康复。

（四）需要安全

疾病本身对患者的安全产生威胁。疾病状态下患者的自我保护能力减弱，日常生活秩序受到干扰，安全感也会降低，此时，患者将生命安全的希望寄托于医护人员。患者担心疾病的发展和预后而寻求医护人员的帮助，但同时患者又担心治疗、护理、检查过程中存在潜在的危险。因此，为了满足患者的这种需要，医护人员必须保持严谨、有序的工作态度和高水平的医疗和护理服务。

（五）需要和谐的环境、适度活动与刺激

医院的生活环境，相对于精彩纷呈的外界社会环境显得寂静和单调。住院患者被束缚在病房这个狭小单调的"小天地"里，活动范围小，平日的工作和生活习惯受到限制而处于被动状态，患者总感到单调乏味、无事可干、度日如年。加之疾病的折磨，患者可能存在焦虑情绪，也有的表现为冷漠，孤寂感，甚至丧失治疗信心。研究表明，良好的刺激对于机体健康的恢复起着积极的推动作用。因此，护理人员应根据患者病情和病房的客观条件，适当安排有新鲜感的活动，使病房变得具有一定的生活气息，不仅能为患者解除忧虑，而且可使患者积极乐观起来。如读报、下棋、看电视、听音乐或开展一些趣味性活动、健康讲座等，丰富患者的文化娱乐生活，改善患者的精神状态。还可以组织康复期患者参与社会的一些公益性活动，既可满足其接受新鲜刺激的需要，又可为其重返社会做好心理准备。

总之，患者的心理需要会以各种方式表现出来，若得不到及时的满足便会产生一些抵触行为，影响疾病的治疗和康复。医护人员应仔细观察患者的情绪变化和行为反应及其背后起决定作用的心理需要，根据具体患者的心理特点加以引导和干预。

二、患者的心理反应

在疾病状态下，患者的生理功能发生改变，同时也会引起心理上的一系列变化，认知、情绪、意志、人格等方面出现不同程度的改变。过分强烈的心理反应如果超过了机体的调节能力，则可产生焦虑、抑郁等紧张情绪或出现其他病理征象，影响患者康复。

（一）认知反应

患者在认知方面的变化主要表现为感知觉异常、记忆异常和思维的异常，具体如下：

1. 感知觉异常 人处于健康状态时，往往对自己的身体状况不太注意，当处于疾病状态时，注意力则由外部转向自身，由此导致感知觉的能力、指向性、选择性等属性发生变化。常见的有：①感受性提高或降低：感受性提高主要表现为对外界刺激反应敏感，外界正常的声、光、温度等刺激都可引起强烈反应，难以耐受，并伴有烦躁等消极情绪。他们对自身体位、卧床姿势、枕头高低、被子轻重都有明显感觉，甚至还会产生心跳、呼吸、血压、皮肤温度及胃肠蠕动等主观感觉的异常。而感受性降低则是对外界刺激反应迟钝，如味觉迟钝，食之无味；②时间知觉异常：患者出现对时间的错误判断，由于久住病房，可能分不清上午、下午，或者表现为对时间快慢的错误判断，大多数患者会感觉度日如年；③空间知觉异常：如有的患者感觉自己的床铺晃动，感觉病房太小等；④幻觉：个别患者在高热、手术、应用特殊药物后可能会产生幻觉。幻肢痛就是幻觉的典型表现。

2. 记忆异常 由于受到疾病等应激事件的影响，患者在记忆力方面常常表现出不同程度的损伤，包括记忆减退、遗忘、错构、虚构和歪曲记忆等。如患者不能回忆或不能正确叙述自己的病史、不能记住医嘱，甚至对自己刚刚做过的事情也不能准确回忆。主要见于老年患者，老年人记忆异常是老年人认知功能减退的主要表现；另外某些疾病也是引起记忆异常的重要因素，如冠心病、脑卒中、糖尿病、高血压、慢性阻塞性肺疾病、高血脂等。记忆异常对患者配合治疗和护理将产生不利影响，影响遵医行为，应引起护理人员的关注。

记忆异常可以按临床表现分为以下几种类型：

（1）记忆减弱：记忆过程的全面功能减退，最常见于脑器质性精神障碍，如阿尔茨海默病患者，也可见于正常老年人。

（2）遗忘：①顺行性遗忘：近事遗忘甚于远事遗忘，常见于老年患者；②逆行性遗忘：患者不能回忆起本症发生前一段时间的经历，如非特异性脑疾患（脑震荡、电击等）和麻醉等；③心因性遗忘：所遗忘的事情选择性地限于痛苦经历或可能引起心理痛苦的事情。多在重大心理应激后发生，可见于急性应激障碍。

（3）错构：指患者在回忆自己亲身经历的事件时，对地点、时间的记忆出现错误或混淆，如将此时间段内发生的事情回忆成在另外时间里发生的。

（4）虚构：指患者对自己亲身经历但发生遗忘的经历，用完全虚构的故事来填补和代替之。多见于脑器质性精神障碍，如痴呆患者和慢性酒精中毒性精神障碍。

（5）歪曲记忆：患者将别人的经历或者自己曾经的所见所闻回忆成自己的亲身经历，或者将本人的真实经历回忆成自己所见所闻的别人经历。

3. 思维异常　　在疾病状态下，患者的思维能力常会受到损伤，以患者的逻辑思维能力受损最为明显，表现为分析判断能力下降，无法对自己的疾病的严重程度做出准确判断。如有的患者病情较严重，自己却不以为然；有的患者病情较轻，自己却认为非常严重，惶惶不可终日。另外，猜疑或怀疑也是患者思维异常的常见表现形式，患者表现为敏感，多疑，胡思乱想，惶恐不安，不信任他人；听到别人低声细语，就以为是在说自己病情严重或无法救治，总觉得医护人员和家属对自己隐瞒重要病情；对别人的好言相劝半信半疑，甚至曲解原意；疑虑重重，担心误诊，怕吃错了药、打错了针。

（二）情绪反应

疾病状态下的情绪反应是患者体验到的最常见、最重要的心理反应。临床常见的情绪反应有焦虑、抑郁、恐惧、愤怒等，这些负性情绪给患者带来很大的痛苦，严重地影响和阻碍了他们生理、心理的正常功能，影响疾病康复以及生活质量，在临床中应加强护理。

1. 焦虑　　焦虑（anxiety）是个体感受到威胁或者预期发生不良后果时产生的不愉快的情绪体验，表现为对未来莫名的担心与恐惧，是患者最常见的负性情绪反应。研究表明，适度的焦虑对人体是有利的，可以使人达到较高的警觉水平，提高应对刺激的能力，保持自我稳定；但过度而持久的焦虑则对心身健康造成不良影响。

临床上，患者的焦虑反应产生的原因是多方面的。①疾病初期，患者对病因及疾病转归，尤其是预后不明确，可导致焦虑；②若患者不了解某项检查的必要性、可靠性和安全性，也常引起较强的焦虑反应；③准备接受手术治疗的患者，因担心手术风险而焦虑，表现为坐卧不安，食不知味，夜不能寐；④医院环境的不良刺激也会让患者产生异乎寻常的焦虑。

根据焦虑的原因不同，把患者焦虑分为三种类型：①期待性焦虑：是指患者感到即将发生、但又不能确定的重大事件时的不安反应，常见于尚未明确诊断、初次住院、等待手术、疗效不显著的患者；②分离性焦虑：是指患者因为生病住院不得不与自己的家人、同事以及熟悉的环境分离，由此而产生的分离感所伴随的情绪反应。依赖性较强的儿童和老年人较容易产生；③阉割性焦虑：自我完整性受到破坏或威胁时所产生的心理反应，最易产生这类反应的是手术切除某脏器或肢体的患者，也有的患者认为抽血、引流也是对躯体完整性的一种破坏。

焦虑反应几乎不同程度的发生在每个患者身上，并对患者的治疗和康复产生影响，护理人员应根据焦虑产生的不同原因，结合个体的差异，进行有的放矢的心理干预。

2. 恐惧　恐惧（fear）是指有机体在面临并企图摆脱某种危险或威胁而又无力抗争时产生的一种情绪体验，可有害怕、回避、哭泣、颤抖、警惕、易激动等负性心理反应。恐惧与焦虑不同，焦虑的对象不明确或者是有潜在危险的未发生事件，而恐惧是有明确的现存事物或事件。适度的恐惧有利于个体的防御反应，但持续时间久、过度的恐惧则会导致患者的应对能力下降，不利于患者疾病的康复。

引起患者恐惧的常见原因有：医院特殊的氛围和环境、疼痛、一定危险性或有创性的检查、手术、预后不良或威胁生命的疾病等。临床上以儿童、手术和癌症患者出现恐惧最为常见。

护士应学会识别患者的恐惧情绪，分析造成该负性情绪的原因，针对个体的不同特点，帮助其消除或减弱恐惧的原因，采取解释、安慰、放松训练、宣泄和认知干预等方式缓解其恐惧情绪，更好地应对疾病。

3. 抑郁　抑郁（depression）是一种由现实的或预期的丧失而导致的负性情绪反应，表现为情绪低落、思维迟钝，感到生活无意义、前途无望而闷闷不乐，郁郁寡欢，重者可出现悲观绝望，对生活丧失信心，甚至自杀意念或行为。

抑郁的程度受到疾病性质及严重程度的影响，同时也受到患者的人格特点、社会文化背景的影响。护理人员应与患者建立良好的护患关系，提供积极的治疗信息，鼓励患者参加社会活动，向其亲朋寻求更多的社会支持。对于严重的抑郁患者，应加强监护，防止自杀等行为的发生。

4. 愤怒　愤怒（punitive）是个人需要不能得到满足，愿望不能实现，追求某一目标的道路上遇到障碍，受到挫折时产生的情绪体验。患者往往认为自己得病是不公平的、倒霉的，加上病痛折磨，自制力下降，易焦躁烦恼，容易激惹，行为失控。患者愤怒时导致的攻击可以是针对医护人员或患者家人的攻击行为，也可能是患者的自我伤害或自我惩罚。

导致患者愤怒的因素主要有：①医患、护患之间的沟通障碍，对医务人员服务态度不满意，觉得未能及时满足他们提出的要求，没有受到重视等；②与疾病有关的因素，如无法治愈的疾病、患者期望过高而无法实现的目标；③自然环境不便，如遥远的路途、不便的交通、不良的就医环境等；④社会与家庭因素，如家庭关系紧张、经济负担沉重、社会对某些疾病的偏见等。

护理人员应主动加强与患者的沟通，充分理解、接纳患者的愤怒情绪，给予恰当的解释、安慰、引导与疏泄，努力缓解患者的愤怒情绪，促进其疾病的康复。

（三）意志行为反应

治疗过程是患者以康复为目的而进行的意志活动。疾病本身及诊疗过程带来的痛苦和折磨会导致患者意志行为的改变，具体表现为：

1. **自觉性减低** 患者不能主动地支配和调节自己的行动。自理能力下降，渴望得到周围人的帮助与关心，产生依赖心理与行为。行为上变得幼稚、顺从、被动依赖，能胜任的事情也不愿去做，要求别人更多的关心和呵护。患者也可由于自我暗示导致生活自理能力降低或丧失，躯体不适时发出呻吟、哭泣，甚至喊叫，以引起周围人的注意，获得关心与同情。也有的患者表现为固执己见，不听从医护人员的建议和劝告，出现较多不遵医行为，影响疾病的康复。

2. **果断性较差** 患者不能为自己选择合理、有效的诊治方案。如有的患者犹豫不决，患得患失；也有的患者不考虑自己的实际情况，不假思索，草率决定。

3. **坚韧性减低** 有些患者在治疗没有达到预期效果或者治疗遭受痛苦时，不能继续坚持，中途放弃治疗；或者固执地坚信某种偏方一定有效，不听取医护人员的建议。

4. **自制力较差** 患者不能约束自己的行为，尤其是不能控制自己的情绪。患者情感脆弱、易激惹，常常对亲友、医护人员发脾气。

对意志行为减退的个体，护理人员要理解、接纳、容忍患者的不良情绪，不应迁就患者的过度依赖行为，要提供疾病相关信息，及时强化其就医动机，鼓励患者发挥其主动性，参与治疗方案的制订，帮助患者做出合适的选择，促进疾病的康复。

（四）人格特征变化

人格是个体在环境和遗传的交互作用下形成的稳定而独特的个性特征和行为模式。一般而言，人格一旦形成则不易改变。但这种稳定是相对的，某些疾病特别是慢性迁延性疾病、毁容、截肢等可改变患者原有的反应和行为模式，导致人格的改变。自我概念的变化甚至混乱是个体患病后发生人格改变的重要心理机制，临床上主要表现为自信心和自尊心的下降、自我评价低。此时，护理人员应鼓励患者充分表达自己的感觉和想法，指导患者正确地看待、评价自己。

理论与实践　　　　　　　乳腺癌术后患者的自我形象干预

乳腺癌术后患者的自我形象水平低于健康人群。刘均娥教授带领其学生开展了对该类患者自我形象干预的研究，采用接纳与承诺疗法（acceptance and commitment therapy，ACT）促使乳腺癌康复者接纳乳房缺失的现实，提高自我形象。

ACT 包括以下六大核心过程：接纳、认知解离、关注当下、情景化自我、价值观和承诺行动。

（1）接纳：帮助患者建立一种积极的态度拥抱各种经验。患者不必因自身的问题而自责，不需要努力改变患病的事实，而应该勇敢地面对现实，积极地接纳现实。

（2）认知解离：在思想偏执时，人们常常把想法当做现实，影响对客观事物的判断。

（3）关注当下：有意识地注意此时此刻所处的外部环境及内心活动，不作评价，完全接纳，积极融入。常用冥想、正念等方法训练个体关注当下。

（4）情景化自我：以自我为背景对自己进行审视，是对自我的超越感。情景化自我可以帮助个体关注当下，不断意识到思维、情感、躯体感觉及行为的改变，从而促进接纳和认知解离。

（5）价值观：用语言建构的，指向未来的、向往的和所选择的生活方向，引导患者对未来充满希望，调整自己的身心状态，尽快恢复正常的生活。

（6）承诺行动：让患者按照自己的价值观，选择生活方向、生活态度以及生活方式，并有意识地将价值观贯穿于生活中的一个个有目标的行动中，并承诺努力实现目标。

（许　燕）

学习小结

本章主要介绍了疾病行为的基本概念，患者角色的特征及模式，就医行为的基本类型和影响因素，遵医行为的概念及影响因素，患者的心理需要和心理反应等方面的内容。患者角色的特征包括原有角色退化、自制能力减退、求助愿望增强、康复动机强烈以及合作意愿加强。患者角色模式有患者角色适应、角色缺如、角色冲突、角色减退、角色强化和角色异常。就医行为包括主动、被动和强制三种类型。就医行为的影响因素有：文化程度、疾病认知、就医环境、就医经历、就医经费、社会支持、心理因素等。患者的遵医行为受到患者方面、医护方面及其他外部因素的影响。患者的心理需要包括尊重、接纳和关心、信息、安全、和谐的环境、适度活动与刺激。患者常出现的心理反应主要体现在认知、情绪、意志和人格等方面。

复习参考题

1. 患者遵医行为的影响因素有哪些？如何提高患者的遵医行为？

2. 患者的就医行为常受到哪些因素的影响？

3. 患者常出现的情绪反应有哪些？

第八章　心理护理

8

08章

学习目标	
掌握	心理护理的概念；心理护理的程序。
熟悉	心理护理的实施形式；不同年龄阶段患者的心理护理。
了解	孕产妇的心理护理；特殊患者的心理护理。

随着现代医学模式的转变和以人的健康为中心的整体护理观的确立，心理护理已成为整体护理的核心内容，是护理工作的常规手段和方法之一。患病后，患者都会有不同程度的心理变化，掌握患者的心理变化规律，有的放矢、科学有效地实施心理护理，对促进患者的康复具有重要意义。

第一节　概　述

一、心理护理概念

心理护理（psychological nursing）指在护理过程中，护士应用心理学的理论和技术，以良好的人际关系为基础，通过与患者语言和非语言的沟通，积极影响患者的心理活动，帮助患者在自身条件下获得最适宜的身心状态的过程。

心理护理概念可做广义和狭义之分。广义的心理护理是指患者康复过程中所有相关人员对患者的心理护理。心理护理的实施者不局限于专业的护士，也可包括其他医务工作者、患者的病友和亲属。心理护理的对象不仅包括临床各科患者，还包括健康人群等。心理护理的措施不拘泥于具体形式，能给患者心理活动以积极影响的一切言谈举止都包括在内。

狭义的心理护理主要是指专业的护理人员主动运用心理学的理论知识和技术，按照程序，将患者的身心状态调控到最适宜的过程。

二、心理护理与其他护理方法的区别与联系

随着"生物-心理-社会"医学模式逐渐深入人心，整体护理模式作为当前最先进的护理模式被广泛提倡，心理护理的作用也越来越受到重视。心理护理既强调运用心理学的理论和技术，同时要求实施者结合护理专业的临床实践，充分发挥护理人员与患者密切接触的专业优势，致力于患者病程中心理问题的研究和解决，努力促进患者的身心健康。心理护理与其他护理方法既有联系又有区别，共同构成整体护理的方法学体系。

（一）心理护理与其他护理方法的联系

首先，心理护理与其他护理方法有相同的服务对象，均是患者和（或）健康人群，都拥有相同的服务宗旨——促进患者康复和增进人类健康；其次，在以人的健康为中心的整体护理模式中，它们相互依存、相互融合，共存于各项护理活动中。临床实践证明，心理护理只有与其他护理方法紧密联系，才能更充分地展现其促进身心健康的独特功能。心理护理的实施，既可以与其他护理操作同步进行，也可以作为专门方法而独立展开，但绝不可能脱离其他护理方法而孤立存在。

（二）心理护理与其他护理方法的区别

心理护理与其他护理方法的主要区别体现在理论基础不同、关注问题不同、采用方法不同、对实施者的知识要求不同等，见表8-1。

表8-1 心理护理与其他护理方法的区别

维度	心理护理方法	其他护理方法
理论基础	心理学理论	医学和护理学理论
关注问题	心理问题	生理问题
	心理社会文化因素与健康的交互作用	物理环境与个体健康的作用
采用方法	心理支持、纠正认知、行为矫正等	生物、化学、机械、物理等方法
实施者知识	一定的心理学知识和技术、护理学知识	医学、护理学知识和技能

三、心理护理的实施形式

心理护理是护理人员为患者提供的直接、及时、持续的支持。实施形式可依据不同的方法进行分类，心理护理主要的临床实施形式有以下两种分类方法。

（一）个性化心理护理与共性化心理护理

依据患者心理问题的特征属性，将心理护理分为个性化心理护理与共性化心理护理。

1. **个性化心理护理** 是目标明确、针对性强、用以解决患者特异性、个性化心理问题的心理护理形式。要求护士准确把握患者在疾病过程中的心理状态，明确导致心理问题的原因，采取因人而异的有效对策。如针对创伤后毁容患者的心理问题，迅速解除其心理危机。

2. **共性化心理护理** 是用来解决同类患者共性心理问题的心理护理形式。要求护士善于归纳和掌握某类患者心理问题的共性规律，对潜在的心理问题作预防性干预，防止严重心理失常。如"手术患者的心理护理"、"住院患者的心理护理"、"肿瘤患者的心理护理"等。

值得注意的是，个性化心理护理与共性化心理护理是相对的，共性化问题可能包含有个性化特征，个性化问题又具有共性化规律。因此，护士既要把握同类患者的一般规律，又要根据不同年龄、不同文化背景以及不同个性特征，因人而异提供不同层次的个性化心理护理。

（二）有意识心理护理与无意识心理护理

依据护士实施心理护理的意识差异，将心理护理分为有意识心理护理与无意识心理护理。

1. **有意识心理护理** 是护士自觉运用心理学的理论和技术，以设计的语言和行为，实现对患者的心理调控的过程。要求实施者必须接受专业化培训，具备心理护理的主动意识和能力。有意识的心理护理是当前临床心理护理领域迫切需要解决的重点和难点。

2. **无意识心理护理** 是客观存在于护理过程的每个环节，随时可能影响患者的一切操作和言谈举止，无论护士本身是否意识到，都可能对患者心理状态产生积极或消极的影响。如建立了良好的护患关系，护士积极的言谈举止都可向患者传递慰藉，使患者产生轻松愉快的情感体验，发挥心理护理的积极效果，因此要求护士的一切操作和言谈举止都力求成为患者身心康复的增强剂。

同样，无意识心理护理与有意识心理护理不是截然分开的，无意识心理护理是临床心理护理的基础，是更好地开展有意识心理护理的保证，是获得积极的心理护理效果的关键。

除此以外，依据心理护理的对象不同，将心理护理分为针对患者的心理护理与针对健康人群的心理护理；依据心理护理的实施者不同，将心理护理分为专业人员实施的心理护理与非专业人员实施的心理护理。

四、心理护理的基本程序

心理护理作为一项操作性护理工作，必须具备比较规范、统一、相对客观的程序和方法，即心理护理程序的建构。心理护理程序（psychological nursing process）是以促进和恢复患者的健康为目标所进行的一系列有目的、有计划的心理护理活动，是一个综合的、动态的、具有决策和反馈功能的过程。运用心理护理程序，护理人员可以对患者进行主动、全面的心理护理，使其达到最佳心理状态。心理护理程序包括五个基本步骤：心理护理评估、心理护理诊断、心理护理计划、心理护理实施和心理护理效果评价。

1. **心理护理评估**（psychological nursing assessment） 心理护理评估是心理护理程序的第一步，也是最关键的一步，它通过采用观察、访谈、心理测验等方法，收集患者的生理、心理和社会信息，以了解患者的心理状态和心理需要，为确定心理护理目标、制订心理护理计划寻找依据。心理护理评估的核心是收集资料。资料内容包括患者心理状态、应激及应对方式、社会生活状态等方面的整体资料。资料信息来源于患者、家属、医生、实验室的各种检查结果，以及护士对患者的询问和观察。资料收集时尽量做到客观、全面、准确，最好收集来源于患者的第一手资料，以量化的方式收集资料。由于病情的发展是一个动态的变化过程，所以心理护理评估的过程也应该是动态的、连续的。收集的资料需及时记录，护士记录时要注意准确反映患者问题，不能带有自己的主观判断和结论。记录主观资料时尽量用患者的原话，记录客观资料时尽量应用专业术语。

2. **心理护理诊断**（psychological nursing diagnosis） 心理护理诊断是心理护理程序的第二步，也是专业性最强、最具有护理特色的一步。心理护理诊断是对患者心理问题的归纳、分析、综合与判断，是制订心理护理计划的依据。目前，我国尚无统一的心理护理诊断名称，主要参考北美护理诊断协会（north America nursing diagnosis association，NANDA）的人类反应形态分类法。截止到2014年，NANDA已经制订了216项护理诊断，其中约1/3的护理诊断描述的是心理、社会方面的健康问题（见附录二）。目前临床常用的心理护理诊断包括：无效性否认、语言沟通障碍、照顾者角色障碍、调节障碍、精神困扰、预感性悲哀、自我形象紊乱、焦虑、恐惧等九项。心理护理诊断一般用PES公式来表达：P代表患者的健康问题（problem），E代表引起问题的原因或诱因（etiology），S表示症状或体征（signs or symptoms）。

3. **心理护理计划**（psychological nursing planning） 心理护理计划需根据心理护理诊断和心理护理目标而定，是针对患者的心理问题，提出解决问题的具体方案和相应的心理护理措施，是护士对患者实施心理护理的行动指南。此计划要求依据正确、切实可行，并能体现个性化心理护理的原则。心理护理计划包括四个方面的内容：排列心理护理诊断的优先次序，确定预期目标，制订心理护理措施，心理护理计划成文。

4. **心理护理实施**（psychological nursing implementation） 心理护理的实施是为实现心理护

理目标而将心理护理计划中各项措施付诸行动的过程。实施是评估、诊断和计划三个阶段的延续，须随时注意评估患者的生理、心理状态，了解患者对心理护理措施的承受能力、反应及效果，努力使心理护理措施满足患者的生理、心理需要，促进疾病的康复。

5. **心理护理效果评价（psychological nursing evaluation）**　心理护理效果评价是护士在实施心理护理计划过程中和实施计划结束后，将患者的认知和行为的改变以及心理状态与心理护理计划中预定的目标进行比较，来确定心理护理的实际效果。主要是对已实施的各种心理护理措施是否有效地解决了患者的心理问题做出客观评价。心理护理评价贯穿于心理护理活动的始终，既包括各项心理护理措施的单独评价，也包括各阶段、各项心理护理措施的综合评价，基于评估，对计划进行必要的调整。在整个评价体系中应按照动态的、客观的、随机的评价原则实施。

第二节　不同年龄阶段患者的心理护理

疾病作为一种应激事件诱发个体产生心理反应，不同成长周期独特的生理和心理特点，导致不同年龄阶段的患病个体产生不同的心理问题，这些问题又直接关系着患者的疾病康复。因此，本节通过分析不同年龄阶段患者的心理特点与影响因素，提出相应的心理护理措施，为临床开展心理护理予以借鉴。

一、儿童患者的心理护理

（一）概述

儿童期（或称儿童、少年期）一般指从出生至12岁之间，包括了婴幼儿期、学龄前期、学龄期儿童。儿童期患者的特点是年龄小，对疾病缺乏清楚的认识，心理活动多随治疗情境而迅速变化。患儿因疾病产生痛苦，加之住院治疗需离开父母和熟悉的环境，常会引起一系列的心理反应，重者会影响其正常的心身发展，甚至出现发展危机。同时因为儿童期患儿注意力转移较快，情感外露且单纯，不善于掩饰，所以只要及时把握其心理活动特点，有针对性地开展心理护理，就能很快地减轻或消除不良心理反应，促进患儿心身健康。

（二）心理特点及影响因素

1. **分离性焦虑**　分离性焦虑是一种以不安、担忧为主的情绪体验，主要表现为哭闹、拒食、用眼睛寻找母亲，随着住院时间延长，还可能表现为抑郁、呆板、闷闷不乐等。主要原因是：儿童从6个月起，开始建立"母子连接"，并在以母爱为中心的关系上，对周围环境产生安全感和信任感，一旦生病住院，离开家人和熟悉的环境，往往会导致患儿出现分离性焦虑。1岁半左右的幼儿与母亲分离时最易产生分离性焦虑。

2. **恐惧**　当个体的安全遭到威胁时，便会引起恐惧的情绪，患儿主要表现为哭闹、拒食、睡眠不安、甚至逃跑等。主要原因为：患儿住院或进行某项诊疗前，护士没有详细向患儿解释其理由或者患儿曾有过痛苦的诊疗经历，如打针、手术、抽血等，都会增加其恐惧心理。另外，患儿没有疾病和住院的概念，往往将生病住院看做是父母对自己的惩罚或抛弃，再加上看到医院陌生的陈设、医护人员的白色工作服以及紧张、忙碌的氛围，也会使患儿惶恐不安。恐惧是住院患儿最常见的心理反应，可发生在每个年龄阶段的患儿身上。

3. **行为异常**　多见于较大患儿，包括反抗行为和退行性行为。反抗行为主要表现为拒绝接受治疗，故意喊叫、摔东西、乘人不备逃跑等。主要原因为父母过分紧张患儿病情，对其过分照顾，对医护人员要求过高或加以指责，家长对医护人员的不满心态有可能诱发患儿的愤怒和抗拒情绪。退行性行为是患儿倒退出现过去发展阶段的行为，如尿床、吮手指、睡前哭闹、过度依赖等，退行性行为是儿童逃避压力常用的一种行为方式，其目的主要是争取别人的同情和关心照顾，以减轻心理压力和痛苦。

4. **自卑**　常见于久治不愈的年龄较大患儿。主要表现为沉默寡言、唉声叹气、不愿与人交往、拒绝治疗，严重者会产生轻生念头。主要原因：由于疾病的长期折磨，使患儿丧失治愈的自信心，担心疾病治疗效果；某些疾病导致外貌体型的改变，患儿担心得不到同伴的认同；学龄期儿童会担心生病住院影响学习成绩，因而忧心忡忡。

（三）心理护理措施

1. **婴幼儿期（0~3岁）患儿的心理护理**　有人把物质营养、信息刺激和母爱称为儿童期三大营养。母亲的爱抚对婴幼儿期的儿童心理健康的发展至关重要。婴幼儿容易从父母的搂抱、亲吻、抚摸中得到安慰，因此，护士应兼护士和母亲的角色于一身，病情允许的情况下，经常搂抱或者抚摸其头部、背部以满足皮肤饥饿，这些温柔体贴的触摸会使患儿产生如同母亲在身边一样的安全感和依恋感，对患儿心身康复具有积极意义。

2. **学龄前期（4~6岁）患儿的心理护理**　学龄前期儿童思维能力和自我意识有了一定的发展，具备一定的独立性和判断分析能力。护士应主动接近患儿，让患儿产生亲近感。在执行任何操作前，采用其容易理解的语言做好解释工作，以减少疑虑，让患儿确信住院不是惩罚，同时帮助其熟悉医院环境，并鼓励他与其他小病友建立良好关系，尽量减轻紧张和陌生感。也可以组织患儿做游戏、讲故事、看电视等活动，营造活泼快乐的病房环境，分散其注意力。在大病房做操作治疗时，应注意从配合好的或年龄稍大的患儿做起，这样可以取得良好的效果。

3. **学龄期（7~12岁）患儿的心理护理**　学龄期儿童已经具备一定的理解力和生活常识，对生病、住院有一定程度的认识，就医时已能很好的配合。因此，护士应耐心向其解释生病、住院、治疗等的大概情况，让患儿有心理准备。进行治疗或护理操作时，尊重患儿的自尊心，减少暴露面积，并让无关人员躲避。对患儿好的表现及时给予肯定，激发其配合治疗和护理的积极性，引导患儿做一些力所能及的个人护理，强化患儿的独立意识。病情允许的情况下，适当组织患儿看书、做作业或开展其他娱乐活动，同时鼓励患儿多与同伴、同学联系，允许老师、同学探视，交流学习进展情况，并依据病情开展学习。

二、青年患者的心理护理

（一）概述

青年期（<35岁）是向成年的过渡时期，心身发展处于迅速走向成熟而又尚未成熟的状态，他们刚刚步入成人社会，承担起社会责任，生活空间扩大。因此，患病状态的青年患者心理活动错综复杂，变化无常，且容易受到家庭和社会等多方面因素的影响，容易出现心理问题。因此，合理的心理护理对其心身康复具有重要意义。

（二）心理特点及影响因素

1. **震惊与否认**　青年期是人生的黄金时期，处于学业、事业、家庭的上升阶段，富于理想和抱负，一旦突然患病，常常感到震惊，不相信医生的诊断，否认患病事实，因患者角色与其担负的多种社会角色发生冲突，角色适应不良是这一时期的主要心理问题。

2. **急躁与焦虑**　青年人的情绪激烈且不稳定，容易从一个极端走向另一个极端。患病初期由于缺乏心理准备，对病痛反应强烈，急躁和焦虑的情绪表现就更加明显，甚至出现行为失控，容易激惹、乱发脾气、自责或谴责他人等行为。病情一旦好转就盲目乐观，不再认真执行医疗护理计划，不遵医嘱，导致病情反复。治疗过程中，青年患者常幻想能尽快好转，迫切希望早日康复，如果不能达到如期愿望，则再次陷入急躁和焦虑之中。

3. **失望与悲观**　青年人富于理想和抱负，患病影响他们的工作和学习，担心对恋爱、婚姻和以后的生活产生不利影响，容易自暴自弃，悲观失望。尤其是患有严重疾病或可能致残的患者，疾病的痛苦与折磨使其产生"倒霉"心理，或视为上天的惩罚，产生负罪感；有的则拒绝治疗，甚至有轻生行为。

4. **寂寞与孤独**　青年人注重友情，具有向群性，需要刺激和新奇感。患病后，受到医院条件的限制，如空间狭小、信息闭塞、环境单调、不能和家人朋友在一起等，使青年患者产生孤独和寂寞的感觉。

（三）心理护理措施

1. **心理疏导与宣泄情绪**　青年患者情绪变化强烈，易冲动，且不善于控制，护士应根据其不同的性格、文化层次和生活背景，采用消除疑虑、说服劝慰、激励鼓舞等方式改变认知。及时发现患者的不良情绪，合理疏导，指导患者通过谈话性宣泄、书写性宣泄、运动性宣泄和哭泣性宣泄等方式宣泄不良情绪。

2. **促进交流与消除孤独**　根据青年患者向群性的特点，有意识地促进年轻病友间的交流沟通，例如，可尽量将青年患者安排在同一病房，鼓励病友间无障碍交流；病情允许时，可适当安排娱乐活动，既可转移患者对疾病的注意力，又可丰富其精神生活，有助于情绪的改善和心身康复。

3. **保护患者自尊与建立良好护患关系**　青年患者自尊心强，重视自我价值，希望得到他人的尊重和认可，护士在与他们交往中，要充分尊重他们的人格，真诚地关心和照顾他们的衣、食、冷、暖，努力构建良好的护患关系。同时应鼓励患者做一些力所能及的事情，充分调动他们的主观能动性，对他们的积极行为及时给予肯定和表扬，提高其战胜疾病的勇气和信心。

三、中年患者的心理护理

（一）概述

中年期（35~60岁）是一生中发展最成熟、精力最旺盛、工作能力最强的时期，同时也是负担最重、心理压力最大的阶段。中年期的心身特点是生理功能的逐渐下降与心理功能的持续发展，二者之间的不协调产生的矛盾必然会导致心理上的诸多问题。此外，在这个阶段，中年人的社会角色比较突出，他们既是家庭的支柱又是社会的中坚力量，患病后对工作和家庭会产生巨大的冲击。因此，中年患者的精神负担较大，心理反应复杂。针对中年人面临问题多、负担重的实际情况，应当积极预防与干预心理问题的产生。

（二）心理特点及影响因素

1. **焦虑** 中年患者具有强烈的责任感和事业心，患病后被迫中断工作，患者常会产生严重的挫败感，担心家庭经济状况，牵挂老人赡养与子女的教育，惦念事业发展和个人成就等，故易焦虑、急躁，精神紧张。加之患病带来的生活质量下降、社交活动受限等，导致中年患者迫切要求早诊断、早治愈，有时中断治疗而提前出院。

2. **悲观抑郁** 中年人在体力和精力上都已达到了上限，开始向老年期过渡，一旦患病，心理会发生急剧变化，深感衰老已经来临。加之，患病后必然会给家庭和工作带来一定的困难和损失，这种状态如果长期得不到缓解则会加重患者的心理负担，产生悲观抑郁的心理反应，尤其是对于患有重症或致残的患者，悲观抑郁的情绪更加明显，常常忧心忡忡，对未来生活失去信心，有时甚至出现轻生念头。

3. **更年期综合征** 更年期是中年人的特殊时期，由于内分泌系统、神经系统功能的变化，心理也随之发生变化，有人可出现比较明显的更年期综合征。临床表现为头昏、失眠、乏力、注意力不集中、记忆力下降等症状，除此以外，还常常伴有植物性神经功能紊乱，如情绪不稳、烦躁、激怒、焦虑和心情低沉，甚至出现更年期抑郁症。中年患者本就由于面临事业和家庭的重担，身体与精力欠佳，一旦患病，则会加重更年期综合征的症状。

（三）心理护理措施

1. **缓解负性情绪** 针对中年患者压力大，负性情绪严重的特点，首先指导他们了解自身年龄阶段的生理、心理特点，注意培养自己豁达开朗的个性。其次采用心理护理程序，根据采集的患者信息准确评估患者需求和压力源，针对不同心理需求，制订积极有效的应对措施，给予心理教育，使患者保持良好心态，积极配合治疗，提高患者的生活质量。

2. **提供支持** 首先是信念支持，引导中年人真正接纳疾病并认真对待疾病，使他们认识到，治疗疾病、身体恢复健康是家庭和事业的根本。其次是精神支持，对中年人的心理护理要加强家庭和社会的支持，护士应协助患者与其家庭和工作单位取得联系，及时反映患者的各种需求，尽量减少他的后顾之忧，使其安心养病，如可嘱咐其家属、子女定期探望，汇报学习、工作情况等。对敏感多疑患者，护士可向患者及时反馈有关疾病的诊断、转归、检查结果等，以消除其疑虑。总之，尽量满足患者的合理要求，以保持其心情舒畅、精神愉快。

3. **注重更年期心理保健**　护士应帮助患者正确认识更年期的生理、心理的变化是自然规律，消除不必要的顾虑和思想负担，保持心理平衡。同时指导患者调控自己的情绪，保持有规律的生活，以减轻相关症状。

四、老年患者的心理护理

（一）概述

个体进入老年期（60岁以上）后，身体机能发生不同程度的退行性改变，加上生活、工作和社会地位的变化，可能造成其心理状态发生变化。而老年人大多患有慢性和老化性疾病，其中25%的老年人患有多种较严重疾病，并发症增多、恢复缓慢的事实则可能导致其心理问题更加突出。因此，了解老年患者的心理特点及影响因素，实施有的放矢的心理护理，对于缓解老年患者的疾病痛苦，保持心理健康，提高晚年生活质量具有重要意义。

（二）心理特点及影响因素

1. **悲观与无价值感**　进入老年期后，个体生理和心理上的老化现象加速，无论是体力还是精力都不如从前，老年人多患有慢性或老化性疾病，由于久病不愈或病情危重，他们对病情估计多较悲观，容易否定自我，觉得自己老无所用，是家庭和社会的负担，整日唉声叹气，对生活失去兴趣，缺乏疾病痊愈的信心，消极面对治疗和护理。

2. **刻板与固执**　老年人一般都拥有丰富的人生阅历和生活经验，形成了比较固定的习惯和生活方式，而生病住院打破了他们的生活习惯和规律，导致适应不良。主要表现：固执己见，以自我为中心，坚持自己的生活方式，不愿意接受改变，适应新环境的能力较差。

3. **孤独与寂寞**　老年人因为退休而社交圈缩小，人际关系及日常生活规律的改变，容易形成消沉的情绪和言行不一的人格偏差。加上生理上视觉退化、听力下降、反应迟钝等感知觉的退行性变化，老年患者比其他患者更易感到孤独与寂寞。如果他们的亲属、子女不常来探望，则会产生被抛弃感，失去配偶或子女者孤独感更为严重。

4. **自尊心强**　老年患者的突出要求是被重视，特别是一些从领导岗位退休的老年患者，他们希望得到医护人员的尊重、恭维，不愿意听从他人的安排，加上内心的孤独感和无价值感使感情变得脆弱、敏感，易从行为上表现出自尊心过强，特别在意亲属及医护人员的态度，稍有不如意就反应激烈，甚至暴跳如雷。

（三）心理护理措施

1. **尊重和关心老年患者**　护士应加强与老年患者的沟通，多关心问候，尽可能听取和采纳患者的意见。老年患者大多患慢性疾病，积累了丰富的自我保健经验和应对疾病的独特方式，护士要主动征求患者意见，不要轻易否定患者已行之有效的应对方式。老年患者往往会有不同程度的反应迟钝，如看不清、听不清、理解慢、说话和行动慢等，护士应当给以谅解，耐心对待老年患者的询问，交谈时声音稍大，语速稍慢，切忌表现出不耐烦。

2. **指导患者克服不良心理** 对于情绪低落、悲观失望的老年患者，应鼓励其回忆过往的美好事情，肯定过去的成绩，并给以赞扬，使其获得心理上的愉悦感和满足感，改善不良心境。对老年患者一些刻板的行为方式，短期内可以有所改变的，应积极予以帮助，有些问题不易在短期内改变的，只要不影响其他病友和正常的治疗，尽量避免过于关注。

3. **重视社会支持** 老年患者因为退休和人际交往减少，倍感孤独，这称之为"空巢综合征"。护士可有意识地协调老年患者家庭和社会的关系，动员家人和亲友多陪伴、多探视，在物质和情感上给以支持、关怀，在可能的情况下，让患者亲人参与护理，减轻或消除老年患者的孤独感。

4. **做好健康宣教工作** 护士可以组织患者参加集体活动，向其讲解一些有关疾病和保健的基本知识，鼓励患者之间相互交流，同时可邀请一些有经验的恢复较好的患者现身说法、传经送宝，这些措施对于提高老年患者战胜疾病的信心可起到事半功倍之效。

第三节 孕产妇的心理特点与心理护理

一、概述

妊娠、分娩、产后恢复和哺乳虽然是育龄妇女一种正常、自然的生物学过程，但对每一个孕产妇来说，都是一次伴随巨大、复杂的生理变化和心理应激的过程。孕产妇积极的心理调适将会促进胎儿的正常发育，有利于整个分娩过程和结果；反之，负性心理反应如焦虑、抑郁、压力、恐惧、紧张等都会使得孕产妇心理活动产生失衡，进而导致神经-内分泌系统失调，从而不同程度地影响孕产妇的妊娠结果及子代健康。因此，了解孕产妇的心理特点，做好孕期及分娩过程中产妇的心理护理，对调节产妇心理状态，减轻分娩痛苦，保障母婴健康和安全有重要的意义。

二、心理特点及影响因素

1. **担忧与焦虑** 妊娠后，孕妇出现如恶心、呕吐、尿频等妊娠反应，躯体的不适使其变得紧张、焦虑；在孕产过程中，由于缺乏相关知识，孕妇过于担心胎儿畸形、流产、死胎、早产等，也会产生焦虑、抑郁等情绪；有的孕妇怀孕期间身体变胖，担心产后不能恢复而影响美观或担心自己不能胜任妈妈的角色而焦虑。

2. **恐惧与不安** 恐惧情绪在分娩期表现比较明显。产房陌生的分娩环境、周围待产妇痛苦的呻吟声会给产妇造成心理压力；产程中频繁宫缩造成的疼痛，某些医务人员对产妇的痛苦表现出不以为然等，也会对产妇造成不良刺激，导致其缺乏安全感，表现为无所适从，紧张恐惧。紧张恐惧的负性情绪会加重疼痛，影响正常宫缩，导致产程延长或产后出血。

3. **产后沮丧与产后抑郁**　产后沮丧即短暂的抑郁，可发生在产后任何时间，持续数小时、数天至2~3周，主要表现为情绪不稳定、易哭、易忘、失眠等。产后抑郁（postpartum depression，PPD）是指产褥期发生的抑郁，其临床表现与一般的抑郁（悲伤、抑郁、沮丧、哭泣、易激惹、烦躁、甚至自杀倾向等一系列症状为特征的心理障碍）相同。近年来，产后抑郁的发病率在不断上升，据文献报道产后抑郁的发生率，国际上为10%~15%，国内为15%~20%，其中重症抑郁的比例国际上为8%~15%，国内为4%~15%。产后抑郁是一种较为严重的产后心绪低落，不仅影响产妇的身心健康，而且会对婴儿的认知能力、性格、情感和行为带来障碍。产后抑郁的发生主要是分娩后体内雌、孕激素急速降低，使情绪不稳，同时与产前焦虑、家庭不和、缺少亲情和不良孕产史等有关。

三、心理护理措施

1. **开展健康教育**　通过开展多途径、分阶段、综合性的预防措施，如建立孕妇学校，向孕妇和家属系统介绍有关妊娠、分娩、产褥期基本知识。同时加强心理教育，普及精神卫生知识，帮助孕妇克服对妊娠、分娩的神秘感和恐惧感，加强自我调试，保持乐观向上的良好心态。分娩时医院可建立家庭式病房，设置不同价格的床位，满足不同经济状况产妇的需要。

2. **消除不良情绪**　对新入院孕产妇主动介绍住院环境、入院须知，详细耐心地解答孕产妇和家属的疑问，增强信任感和安全感。护士在为孕产妇提供咨询服务时，应及时纠正其错误认知，缓解她们由于孕产知识缺乏而产生的不安与焦虑情绪。护士应鼓励孕产妇树立信心，并向其解释紧张情绪可能会影响分娩的进行，增加分娩的难度，从而提高产妇的自我调节能力。对于分娩过程中产生的疼痛，可以采用转移注意力的方法，如让产妇紧握助产士的手，适当播放一些轻柔的音乐，用积极的语言鼓励产妇，分散其注意力。

3. **预防产后抑郁**　怀孕、分娩过程中，产妇经历心理、生理以及社会角色的巨大转变，如果调适不当，容易出现情绪波动，甚至发生产后抑郁。因此，产后一周进行抑郁倾向的筛查可以最大限度地覆盖疑似患者，防止漏诊人数过多。可提倡丈夫陪伴分娩和导乐分娩（Doula），以消除产妇的恐惧心理和不安情绪。分娩全程护士给予产妇精神心理支持，避免医源性负面影响，同时严密观察产程，提高产科质量，减少急性剖宫产对产妇的不良刺激。产褥期为产妇提供温馨、和谐的休养环境，保证充足睡眠和营养，促进身体健康，帮助产妇迅速适应母亲角色，学会护理婴儿。

刘某，女，28岁，中专毕业，银行工作，家庭经济状况中等，性格要强。25岁结婚，丈夫是独子，婚后感情一直很好，但感觉丈夫很喜欢男孩。数月前在没有心理准备的情况下怀孕，经两人商量决定留下这个孩子。怀孕期间，刘某一直上班，身体状况良好，情绪平稳。1个月前顺产一女孩，分娩过程时间较长，产后2小时出现产后大出血经抢救好转。刘某看到生的是女孩，情绪一直低落，身体较虚弱，母乳不足，孩子因吃不饱而总是哭闹。一周后出现躯体症状：头痛、胸痛、心率过速，情绪低下、生活无信心，对养育女儿体会不到乐趣和幸福感，感到累赘和负罪感。白天总是无精打采，晚上失眠，心情压抑、烦躁、对任何事情丧失兴趣，总是担心孩子生病，怀疑自己能否把孩子养大。

思考：

1. 刘某出现了什么样的情绪反应？

2. 分析影响刘某情绪反应的因素有哪些？

3. 如何进行心理护理？

第四节　特殊患者的心理护理

一、慢性病患者的心理护理

（一）概述

慢性病指病程长达3个月以上，又无特效治疗的疾病。它具有病程长、见效慢、易反复等特点，临床上常见的慢性病包括各种心、脑血管疾病、呼吸系统疾病、肝病、肾病、糖尿病等。这类疾病往往具有不可逆的病理变化，需长期治疗和护理，患者长期承受病痛的折磨，往往产生极为复杂的心理活动，并对患者的生活、工作、心理产生一定的不良影响，慢性病已成为人类健康的最大威胁。

（二）心理特点及影响因素

1. 敏感多疑　患者长期患病，逐渐变得以自我为中心，敏感多疑，表现为身体稍有不适，就会猜测是否病情加重；看到医护人员低声谈话，猜疑是在讨论自己的病情；对他人的劝慰半信半疑，甚至曲解等。久治不愈或反复发作的患者接触的医生多，了解的治疗的方法也多，往往对医生缺乏信任，常常只看病不服药。

2. 悲观沮丧　患者经历了长期的疾病折磨，且多方求医疗效不佳；或因患病丧失了工作、生活的能力，得不到家庭、单位的接纳，会产生灰心、失望的情绪反应。表现为情绪低落、冷漠、孤独，也可能到处向人诉说痛苦，或为小事而大发雷霆，有的患者会过分关注身体感受，过分计较病情变化，一旦受到消极暗示，就迅速出现抑郁心境，有时还会产生悲观厌世之感。

3. 角色强化　慢性病患者长期处于"患者"角色之中，适应了受人照顾、治疗和护理，并从中"继发性获益"，形成患者角色的"习惯化"。这种"习惯化"虽然对患者适应疾病、配合治疗具有积极作用，但是，由于免除了原来社会角色承担的责任与义务，对"患者"行为"合理化"，从而情感变得脆弱、依赖性增强，生活自理能力下降，显然这种心态不利于疾病的治疗与康复。

（三）心理护理措施

1. 促进患者建立康复动机　让患者参与必要的治疗和护理过程，尊重他们对治疗的建议，以调动其积极配合治疗和护理的自觉性，消除角色习惯化，摆脱心理依赖。对丧失信心甚至拒绝治疗的患者，护士应耐心解释、诱导，激发他们的治愈信心，向患者阐明慢性病的特点，强调连续治疗的重要性，说明思想上重视治疗、情绪上保持乐观对促进康复的积极作用。帮助患者正确对待疾病，树立治愈信心。

2. 帮助患者消除疑虑　护士及时向患者提供有关疾病的治疗、护理、预后及康复方面的信息，说明疾病演变过程的复杂性，使他们了解自己的疾病状态，减少疑虑。在实施特殊诊断、检查、治疗前，要向患者及时解释和说明，以取得患者的理解和配合，在与患者交谈中，使用积极的暗示性的语言，避免不良刺激影响患者情绪。

3. 协助患者获取支持　①亲友支持：建议亲友多探视患者，以宽容的态度为患者提供倾诉、宣泄的机会，以减少其孤独及隔离感；②机构支持：为患者联系社会保险、康复医疗机构等提供相应帮助，使患者体验到自身价值，从而增强战胜疾病的信心；③医护人员支持：医护人员采用积极的暗示、疏导、心理健康教育等方式给患者以心理支持。除此以外，病友之间的信任与默契是任何人都无法替代的。如某患者因患慢性病而非常害怕夜晚，每到夜深人静时，就会感到绝望和无助。当他与病友交流时，发现病友也存在相同的感觉，心里便舒适了许多，面对疾病及生活问题的信心和勇气随之增强。

二、急危重症患者的心理护理

（一）概述

重症监护病房（intensive care unit，ICU）收住的急危重症患者多指发病急，病情危重需要紧急救治的人。其特点是病情重且复杂、变化快，随时可能出现危及生命的征象，由此决定了急危重症患者的心理反应激烈而复杂，这些心理反应会直接影响患者的病情稳定、疾病转归及生活质量。因此，必须密切关注急危重症患者的心理反应及其影响因素，实施有效的心理干预，提高抢救成功率，促进患者早日康复。

（二）心理特点及影响因素

1. 焦虑与恐惧　突然起病或遭受意外使命悬一线，ICU 医护人员严肃的面孔、匆忙的步伐、抢救时的各种仪器和设备（如呼吸机、除颤仪和监护仪）等都会引起患者的紧张与恐惧，严重者可有惊恐发作或精神病性症状。这是急危重症患者正常的心理反应及原始的心理防御机制。

2. 抑郁与悲观　患者认识到病势已成定局，身体状况、社会功能已受损，或经历同室病友亡故、自身疾病重症表现再次反复，患者表现为消极压抑、悲观失望、自我评价降低，常感孤立无助。

3. 孤独与压抑　由于 ICU 执行无陪护制度，探视时间有限，探视人数限定，急危重症病患者缺少与家人的沟通，很容易产生孤独感。加之环境陌生，医护人员忙于抢救工作，与患者感情交流少，同病房的患者由于病情危重，相互之间无法进行交流，患者更加感到烦躁不安、度日如年。时间久了，则会产生一种莫名的压抑心理，表现为烦躁、神志恍惚、激动易怒，甚至出现谵妄。

4. 依赖心理　经精心治疗及护理，病情明显好转，允许患者离开 ICU 时，他们却因担心病情复发不能得到及时救治，而对监护室及医护人员产生依赖心理，不愿离开。主要原因为患者变得被动、依赖、情感脆弱，对自己缺乏信心，对普通病房的医护人员缺乏信任，担心疾病复发。

（三）心理护理措施

1. 稳定情绪　急危重症患者在情绪高度紧张的情况下，单纯的语言安抚收效甚微，难以达到心理护理的目的。对他们而言，医护人员娴熟的医疗操作和严谨的工作作风不仅是赢得时间使生命转危为安的保证，同时也是心照不宣的心理鼓舞，从而获得安全感。在此基础上，护士再进一步通过开导、解释、安慰等方法，消除患者心理障碍，则会取得事半功倍的效果。

2. 提供咨询　根据家属对疾病的理解深度，详细告知其患者的病情变化，使其了解医护人员治疗、护理方案、用药目的，为患者康复提供支持。在不影响医疗护理工作及医院控制感染规定的情况下，安排家属短时间探视，以缓解患者的孤独心理。由于家属的言行、举止直接影响着患者的情绪，探视前，应向家属做好心理知识的宣教工作，要求他们保持情绪稳定，以免影响患者的病情和治疗效果。

3. 消除依赖心理　对即将撤离 ICU 而产生依赖心理的患者，护士一方面做好解释说服工作，让患者清楚自己的病情已缓解，在普通病房同样可以得到救治以缓解其忧虑。另一方面逐渐减少患者在 ICU 受到的特殊照护，使患者做好撤离 ICU 的心理准备。

三、手术患者的心理护理

（一）概述

手术由于其有创性的特点，接受手术的患者无疑会产生这样或那样的心理反应，这些心理反应有可能反过来影响手术患者的康复。实践证明，心理状态良好的患者，术后切口愈合理想、康复时间短。因此，了解手术患者的心理特点及影响因素，实施科学的心理护理，对提高手术的安全性、促使患者早日康复具有重要意义。

（二）心理特点及影响因素

1. 术前患者的心理特点及影响因素　患者在术前易出现焦虑和恐惧的情绪反应，这也是手术前患者普遍存在的心理问题。患者由于缺乏对手术的了解、害怕躯体的创伤与疼痛、担心意外情况的发生而产生焦虑和恐惧。这种情绪反应随着手术日期的临近会更加明显，患者交感神经兴奋，引起心跳加快、血压升高、出汗、甚至坐卧不安。轻度焦虑是患者正常的心理适应性反应，有利于机体生理功能的调节；过度的焦虑和恐惧可降低患者的痛阈，影响手术效果，如失血量大、愈合慢、引发并发症等。

2. 术后患者的心理特点及影响因素 术后患者在短期内多会出现疾病痛苦解除后的轻松感，表现出积极的心理反应，但在病情稳定、脱离生命危险后，又会出现沮丧、悲观、无助、自责等负性情绪。主要原因为躯体组织受到不同程度的损伤，刀口疼痛和活动受限使患者产生焦躁不安的情绪。还有的患者开始考虑手术对自己健康、工作、学习和家庭的不利影响，特别是容貌受损、躯体完整性遭到破坏或生理功能受到影响的患者，容易导致多种心理问题，如愤怒、自卑、焦虑、人际关系障碍等。

（三）心理护理措施

1. 术前患者的心理护理 术前心理护理的意义在于调整患者对手术的认知、动机和情绪反应，缓解其心理冲突，从而不仅使手术得以顺利实施，而且还能减轻患者痛苦，促进术后恢复。心理护理措施如下：

（1）认知疗法：旨在改变患者不合理信念，重建合理认知。护士应向患者阐明手术的重要性及必要性，要特别重视对手术安全性问题的恰当解释，使患者对手术产生正确的认知，积极配合治疗。

（2）放松训练：护士可以帮助患者进行一些简单可行的放松练习，如深呼吸、肌肉放松、冥想练习等，缓解患者的焦虑和紧张，从而有效地应对手术焦虑。

2. 术后患者的心理护理 除需要继续发挥社会支持系统的作用，采用放松训练技术缓解术后疼痛外，还应注意以下几点。

（1）及时告知手术效果：手术结束患者麻醉清醒后，护士应以亲切和蔼的语言进行安慰鼓励，及时反馈手术完成情况，以免患者术后过度地痛苦和焦虑，鼓励多传递有利信息，给患者以心理支持和安慰。

（2）正确处理术后疼痛：患者术后的疼痛不仅与躯体的伤害有关，而且与个体的疼痛阈值、耐受力和心理状态有关。一般术后 6 小时内给予镇痛剂可大大减轻手术后疼痛，同时鼓励患者运用术前训练的放松技术、暗示、分散注意力等方法以减轻疼痛。

（3）社会支持：Kulik 等在"社会支持与术后恢复关系"的研究报告中指出：已婚患者中的家庭支持高者，手术后较少使用止痛剂，且恢复快于支持低者。所以，护士应合理安排患者家属、朋友及时探视，引导他们安慰和鼓励患者。

（4）帮助克服消极情绪：术后患者平静下来后，大多出现沮丧、失望等消极情绪，这种消极情绪如不及时排解，必将影响手术愈后。因此，护士应理解他们的心情，给予真诚的安慰和劝解，同时护士应通过观察患者的情绪特点和行为表现，分析其情绪问题的原因，及时排解。

四、移植患者的心理护理

（一）概述

器官移植技术作为挽救终末期器官衰竭患者生命的唯一有效方法，给疾病晚期的患者提供了第二次生存的机会，然而，依靠他人的脏器来维持生命，也给患者带来了许多心理问题。这些心理障碍出现在手术前、手术后和出院后 3 个阶段，而每个阶段心理障碍的特点和程度又有所差别。因此，研究器官移植患者的心理特点、心理护理措施，将成为临床心理护理的热点和重要任务。

（二）心理特点及影响因素

1. 手术前的心理特点及影响因素　手术前患者大多会出现恐惧、焦虑和抑郁等心理，其发生率比手术后高而且程度更为严重。主要原因为患者既希望尽快手术，又担心手术不成功，在等待移植器官的过程中，患者一直在做着生或死的心理准备。因而，易产生焦虑、抑郁等不良情绪反应，有些患者还可出现器质性脑病综合征，表现为感知觉异常、思维异常、注意力不集中，严重者可出现意识障碍。

2. 手术后的心理特点及影响因素　此阶段患者仍有焦虑、抑郁等负性情绪存在，但程度低于术前，同时也有部分患者出现了记忆障碍、恐惧、烦躁等心理状况。主要原因为术后患者需要入住 ICU 进行保护性隔离，期间环境陌生且无亲人陪伴，医护人员因忙于各种检查、治疗和护理操作而缺少沟通，加之患者担心出现并发症、病情恶化等，极易出现恐惧和抑郁情绪。

3. 出院后的心理特点及影响因素　此阶段患者处在适应社会的转折期，可能伴有轻度焦虑、抑郁，也可能伴有恐惧、愤怒、孤独、悲观、社交障碍等。主要原因为患者虽然病情好转，但始终摆脱不了病人的身份，仍然担心原发病的复发，导致工作、生活各方面谨小慎微，精神高度紧张，故而存在不同程度的社会功能缺陷，工作能力明显下降，兴趣和社交活动减少，进而出现抑郁、悲观情绪和人际关系敏感等情况。

（三）心理护理措施

1. 术前心理护理　重视对术前患者的健康教育和信息支持，有计划、有目的、系统地提供相关信息及有关手术、愈后等知识；教会患者放松训练的方法；鼓励家人提供支持，合理安排生活；解除患者的后顾之忧，改善心理状态，减少面临手术的焦虑，确保患者顺利接受移植手术。

2. 术后心理护理　第一，及时处理术后疼痛、睡眠障碍、情绪烦躁等问题。常用心理护理措施为情绪疏导、合理认知、行为矫正等。第二，提供信息支持。介绍使用免疫抑制剂的作用及副作用、自身情绪变化对机体免疫功能的影响；说明严格探视制度对预防患者交叉感染的重要性，或采用适当措施，保持患者与家人的及时联系，减轻患者的焦虑、紧张及孤独感。第三，强化社会支持。大量研究证实，来自家庭及社会团体的支持越多以及患者对支持的利用程度越大，移植手术后患者的生存质量和心理状态越好。

五、肿瘤患者的心理护理

（一）概述

肿瘤已成为严重危害人类健康的常见病、多发病，已成为目前主要的死亡原因之一。肿瘤的病因和发病机制复杂，有关研究发现，心理社会因素与肿瘤的发生、发展密切相关，而且肿瘤患者的不良心理反应和应对方式也影响着病情的发展和愈后。因此，对肿瘤患者的心理问题进行心理护理，是提高其生存质量、促进康复的重要手段。

（二）心理特点及影响因素

1. **怀疑否认期**　患者突然得知自己被确诊为肿瘤，心理上不愿接受事实，常常反复追问医生"是不是搞错了，这不可能"。患者精神高度紧张，过分注意自身感觉的每一细致变化，急于求医确诊并存在侥幸心理。一方面怀疑自己得了肿瘤，但另一方面又到各大医院重复检查，希望否定肿瘤的诊断，以逃避死亡的威胁。否认对于肿瘤患者来说可以缓和沉重的打击以减轻心理上的压力。

2. **愤怒发泄期**　否认之后，患者常常会表现出强烈的愤怒和悲痛的情绪，一旦诊断被证实，患者会感到对世间的一切都有无限的愤怒和不平，有被生活遗弃、被命运捉弄的感觉，并把这种愤怒向周围的人发泄。常常与家人、医护人员发生吵闹，认为所有的人都对不起他，同时又怕周围的人遗弃他。这种情绪持续不定，会消耗患者战胜疾病的信心与正常生活的能力。

3. **悲伤抑郁期**　患者在治疗和修养过程中，想到自己未完成的工作和事业，想到家人及子女的生活、前途自己无法顾及时，更会从内心深处产生难以言状的痛楚和悲伤。如果病情再进一步恶化，或出现难以忍受的疼痛，则进一步转化为绝望，产生轻生的念头或自杀行为。

4. **情感适应期**　随着时间推移，患者的幻想破灭，最终认识到现实无法改变时，情绪会逐渐趋于平静。患者为了不让家人难过悲伤，努力克制自己悲愤的心情，能以平静的心情来面对现实，生活更充实、更有价值。但多数患者很难恢复到患病前的心境，常进入到慢性的抑郁和痛苦中。有些患者还可出现强烈的依赖心理。

（三）心理护理措施

1. **慎重告知诊断**　研究表明，对已确诊为肿瘤的患者，采取保密的做法弊大于利。但考虑到诊断结果对患者精神层面的冲击，在实际工作中，护士应根据患者的人格特征、应对方式及病情程度，谨慎而灵活地选择告知的时机和方式。一方面维护了患者的权利，体现了对患者的尊重；另一方面，又可帮助患者早了解和接受患病事实，适应患者角色，帮助患者了解治疗过程中可能出现的各种副作用和并发症，以适应和配合治疗。

2. **纠正错误认知**　研究表明，凡能正确认识肿瘤、保持良好心态的患者，五年生存率明显提高。故应加强肿瘤知识的科学宣教，既不否认肿瘤的危害，又要让患者相信积极的治疗、良好的心态有助于战胜肿瘤，纠正肿瘤患者"谈癌色变"的错误认知，维护积极乐观的情绪，增强疾病康复的信心。

3. 加强情绪疏导　长期的负性情绪，可使机体免疫功能急剧降低，加速肿瘤恶化，而病情恶化又会使情绪进一步恶化，从而形成恶性循环。阻断这种恶性循环的关键在于解决患者的情绪问题。可采取支持性心理治疗、疏泄性心理指导、放松技术、音乐疗法等，帮助患者宣泄压抑的情绪，降低患者的焦虑和恐惧情绪。

4. 强化社会支持　以乳腺癌患者为对象的研究发现，得到配偶或知己高质量的情感支持、得到医生支持、积极寻求社会支持以适应疾病等因素能显著影响自然杀伤细胞的活动水平。因此，应鼓励患者保持人际交往，尽可能寻求社会支持资源。尤其是家庭成员的支持，因其最了解患者的性格、心理需求、行为方式及生活习惯，提供的关爱和支持是他人难以替代的。

问题与思考　　李女士，58 岁，胃癌晚期，因胃癌进行胃大部分切除术。术后一般情况良好，但患者情绪低落，常常独自流泪，对自己的生存相当悲观，各种兴趣下降，有时会出现轻生的念头。

思考：患者的情绪状态是什么反应？患者为什么会出现这种反应？针对患者的心理反应，护士应当如何做好心理护理？

相关链接　　我国首部《中国肿瘤心理治疗指南》发布

2016 年 6 月 18 日上午，中国抗癌协会肿瘤心理学专业委员会（简称 CPOS）2016 年学术年会在长沙开幕。开幕式上，我国首部《中国肿瘤心理治疗指南》正式发布。该指南提出我国肿瘤心理治疗的标准，是一部实用的、具有指导意义的临床心理社会肿瘤学治疗指南。

中国抗癌协会肿瘤心理学专业委员会主任委员、北京大学肿瘤医院唐丽丽教授介绍：大量证据表明，有效的心理社会服务可以改善恶性肿瘤患者的症状和心理痛苦，改善患者的生活质量甚至延长生存期。首部《中国肿瘤心理治疗指南》从肿瘤带来的心理压力及应对、不同阶段肿瘤患者存在的心理社会问题、医患沟通、痛苦筛查及转诊、肿瘤相关躯体症状、姑息治疗及临终关怀、肿瘤相关精神症状、肿瘤心理社会干预以及不同癌种心理社会问题及干预措施等几大部分撰写，内容细致、证据可靠严谨，系统地对肿瘤心理问题进行阐述和指导。

六、传染科患者的心理护理

（一）概述

传染病，顾名思义，是一种可以传染和蔓延的疾病，因此患者一旦被确诊为传染病，就必须入院治疗，同时对患者进行隔离，对患者所在环境如家庭、单位等地进行消毒处理。这一减少疾病传染和蔓延的方法，对患者心理产生了极大影响。患者不仅要忍受疾病带来的痛苦，还要忍受其爱与归属和社会交往的心理需要暂时受到限制和剥夺。而且患者自身成了威胁他人的传染源，使其内心产生一种自卑、孤独的心理和愤愤不平的情绪。

（二）心理特点及影响因素

1. **恐惧与愤懑** 患传染病后，患者不理解隔离的目的和意义，觉得遭受医护人员的嫌弃和亲朋好友的疏远，处于一种孤立无援的境地，从而加重恐惧心理。还有的患者得知自己患传染病后，主要表现为悔恨自己大意，或怨天尤人，憎恨他人将疾病传染给了自己，责怪政府、医疗机构预防工作失职。

2. **孤独与自卑** 患者一旦进入传染病患者角色，即在心理与行为上与周围人划上一条鸿沟，自我价值感突然降低，感到周围人因怕被传染而疏远自己，自己甚至受到社会的歧视，因而自卑自怜；此外，由于被隔离，患者与外界的交往被限制，生活单调乏味、精神空虚无聊，因而感到孤独。

3. **回避与敏感** 许多患者不愿让周围人知道自己患有传染病，不敢理直气壮地说出自己所患疾病，如将肺结核说成肺炎、肝炎说成胆囊炎等，害怕他人厌恶自己；此外，患者对周围人的态度和言行也异常敏感，经常曲解他人尤其是医生和护士谈话的含义。

（三）心理护理措施

1. **改变认知，调整心态** 向患者及其亲属解释所患传染病致病源的性质、传播途径和预防措施。指导患者以科学的态度认识传染病的危害性及隔离的意义，自觉遵守隔离制度，逐渐适应暂时被隔离的生活，积极配合治疗。

2. **加强沟通，减轻孤独** 一方面，尽量创造良好的探视条件，适当增加探视次数，不随意中断患者与探视者的交谈，使患者及时得到来自亲友的支持；另一方面，医护人员主动与患者交流，传递安全和获得救治的信息，减轻患者的孤独。

3. **树立信心，消除沮丧** 医护人员应提高专业技术水平，使患者得到良好的照护，产生安全感；告诉患者传染病并不可怕，帮助其树立战胜疾病的信心；尽可能为患者提供舒适的环境，病情许可时，鼓励患者通过看书、听音乐等活动调适自己在医院的生活，放松精神，有序生活，缓解或消除沮丧情绪。

七、临终患者的心理护理

（一）概述

临终患者是指医学上已经判定在当前医学技术水平条件下治愈无望、在6个月内将要死亡的病人。面对即将结束的人生，除少数患者情绪平静、安宁外，多数表现为恐惧、悲哀、敌对或不合作行为。此阶段的心理护理是为临终患者及家属提供一种缓和性、支持性的监护和人性化护理，使患者在生命的最后阶段能平稳、安详地到达生命终点，同时对临终者家属给予心理支持，使其正确面对失去亲人的过程。

（二）心理特点及影响因素

美国精神病学家 Kubler Ross 认为，临终患者心理发展大体经历五个阶段。

1. **否认期**　震惊与否认，是多数患者在得知病情时的最初反应。主要表现：极力否认病情，不敢正视、不能接纳目前诊断，患者试图采取各种方式证实诊断是错误的，如要求复查、四处求医，听不进对病情的任何解释等。其主要原因是患者尚未做好接受自己疾病严重性的准备。此阶段持续时间短暂，可能数小时或几天。

2. **愤怒期**　患者的主要表现是不满、愤怒、嫉妒。通常将愤怒的情绪迁怒于家属或医护人员，对周围一切都厌烦，充满敌意，甚至有攻击行为，不配合治疗和护理。愤怒情绪是病情发展与患者愿望之间尖锐矛盾的结果，一方面，病情趋于严重，坏消息被证实，而治疗仍然无效；另一方面，患者有强烈的求生愿望，由此导致患者的愤怒。

3. **妥协期**　在"愤怒"之后，患者开始接受现实，积极配合治疗和护理，希望尽一切力量延长生命。同时，患者要求得到舒服、周到的护理，希望得到医护人员及家属更精心的照顾和关爱。

4. **抑郁期**　虽然经过与疾病抗争，但病情仍日趋恶化，患者自觉已无法阻止死亡的进程时，可产生强烈的失落感，表现为低沉、自怜、对周围事情漠不关心；严重的则感到万念俱灰，对未来丧失信心，甚至悄悄准备自杀。

5. **接受期**　经历一段抑郁期后，病人的心情得到了宣泄，面临死亡已有准备，机体极度衰弱，常处于嗜睡状态，表情淡漠，却很平静。

临终患者的心理反应虽有一定的规律，但也因人而异，5个阶段的发生顺序和时间并没有一定规律，可能同时发生，可能重复发生，或者停留在某个阶段。因此，护士在心理护理过程中，应根据患者的具体情况采取最恰当的措施，不能教条地套用某种理论。

（三）心理护理措施

1. **否认期的心理护理**　否认是为了暂时逃避现实的压力，每个人经历否认期的时间长短不同。护士应尊重其反应，不要急于揭穿其防御心理，与患者交往过程要采取理解、同情的态度，认真倾听其感受。同时对其家属给予支持，使之理解患者的行为。

2. **愤怒期的心理护理**　对临终患者的"愤怒"，应看成是正常的适应性反应，是一种求生无望的表现。作为医护人员要给予谅解、宽容和安抚，让其倾诉内心的忧虑和恐惧，切不可以"愤怒"回击"愤怒"，以免加重患者的痛苦。

3. **妥协期的心理护理**　处于妥协期的患者，正在用合作、友好的态度试图推迟死亡期限，护士应看到这种情绪对患者是有益的，要尽可能地满足患者的需要，即使难以实现，也要做出积极努力的姿态。同时努力为患者减轻疼痛，缓解症状，让患者安适地度过生命的最后时光。

4. **抑郁期的心理护理**　护士对抑郁期患者，应允许其哀伤、痛苦和诉说他的哀情，并耐心倾听。同时让患者家属多探望和陪伴，尽量帮助患者完成未竟事宜，顺利度过抑郁期，防止自伤、自杀等行为的发生。

5. **接受期的心理护理**　接受期患者能够理性地面对死亡，对自己的身后之事也能做出理性的安排。此时，护士应尊重患者的选择和信仰，让家属继续陪伴，不必强求护患的互动行为，给予患者最大支持，使患者安详、肃穆地走向生命的终点。

八、疼痛患者的心理护理

（一）概述

疼痛是临床上常见的症状之一，也是促使患者就诊的最常见的原因。疼痛是一种不愉快的感觉和情绪体验，并时常伴有实质上的或潜在的组织损伤。疼痛是一种极其复杂的心理生理现象，既有不适的感知觉，又伴有不愉快的情绪体验。临床研究认为，疼痛刺激在人体的反应强弱与心理状态密切相关，积极调整心理状态能够减轻疼痛感觉。因此，了解疼痛患者的心理特点及影响因素，对疼痛患者实施有效的心理护理，有助于提高患者的生活质量。

（二）心理特点及影响因素

1. 高度个体化的主观体验　患者的疼痛症状及疼痛强度与其心理状态紧密相连，相同性质的疼痛刺激作用于不同个体，所伴发的心理反应有很大差异。疼痛受到个体的心理因素和社会因素的影响，心理因素包括人格特征、早期经验、环境、心理状态等，社会因素包括文化、宗教、信仰等。

2. 疼痛对患者心理的双重意义　一方面，疼痛是一种心理防御性症状，用以表达个体无意识中进行的心理冲突，或不能实现的愿望；另一方面，疼痛引发的消极而不愉快的情绪反应又是不良刺激，造成机体交感神经与内分泌系统功能的改变，对疾病的愈后产生不良影响。

（三）心理护理措施

1. 减轻心理压力，提高疼痛阈值　疼痛的患者常常因为对疾病的严重程度和治疗效果不了解产生恐惧、抑郁等情绪，而加重疼痛，护士应通过耐心的解释和对疾病知识的宣教来减轻患者的心理压力，因为良好的心境、情绪稳定、精神放松可以增强对疼痛的耐受性。同时医护人员要理解患者的痛苦，安慰患者、主动关心和体贴患者，对克制疼痛的患者给予鼓励，并允许他们呻吟。

2. 通过心理手段缓解患者疼痛　疼痛原因比较复杂，影响因素较多，除对机体组织损伤进行有效的治疗外，采用心理治疗也具有良好的效果。如通过多种形式（听音乐、交谈等）分散患者对疼痛的注意力，使其疼痛处于抑制状态，减轻疼痛的感受强度；也可采用积极暗示，包括安慰剂、某些著名医生的权威等，使患者放松、消除紧张，提高阈值；除此以外，还可以通过呼吸、想象、行为自我控制训练等方式减缓疼痛。

3. 争取家属配合　当患者发生疼痛时，陪伴家属会受其影响而表现出焦虑不安的情绪，这种情绪会反过来影响患者。两者互为因果，互相影响，导致患者疼痛加重。所以医护人员一方面要积极治疗护理患者，减少家属的担心；另一方面要向家属进行卫生健康和心理教育，使他们增强信心，配合医护工作。家属对患者的鼓励和支持，会使患者的心理得到很大的安慰，增强信心，缓解疼痛。

九、危机事件后创伤患者的心理护理

（一）概述

危机事件一般具有突发性、紧急性、高度不确定性等特征。临床上危机事件后患者在遭受躯体上的伤害甚至致残打击的同时，往往会出现不同程度的心理危机，严重的心理应激状态往往会加重病情，增加治疗护理的难度。医护人员是危机事件创伤后患者的照护者，担负着患者躯体和心理康复的双重任务，及时对患者心理状态进行准确评估，有助于疏导患者的负性情绪，提供恰当的心理支持，降低心理创伤，恢复心身平衡。

（二）心理特点及影响因素

1. 创伤早期患者的心理特点 危机事件的突发性决定患者对躯体创伤没有任何心理准备，无法面对瞬间由健康人变成伤残者的事实，因而易产生"情绪休克"。主要表现为：出乎意料的镇静、冷淡、表情淡漠、言语简单，既不呻吟，亦无主诉，似乎对创伤无动于衷。这是一种心理防御反应，一定程度上对个体具有保护作用，可减少因焦虑、恐惧导致的过度心理反应。但患者的"安静"行为，并不意味着伤势轻，更不意味着没有心理危机。

2. 创伤康复期患者的心理特点 创伤康复期因具体情况而经历数月、数年乃至更长时间。创伤后不遗留任何躯体功能残障者，因创伤所致的心理失衡大多会随其身体状态的复原得以改善；创伤造成身体功能永久性严重残障者，则可能出现各种不同的心理反应。主要的心理反应有以下几种：

（1）病理性依赖心理：指患者对家属过分依赖，情感脆弱，愿意接受帮助，不做主观努力，当失去周围的支持时，会忧郁、自怜、疑心重重。这种心理可能会导致患者功能恢复及适应过程延长，病情慢性化。

（2）继发性获益心理：指因他人肇事而致残的伤者，易出现因索赔损失而迁延不愈的"赔偿神经症（compensation neurosis）"，例如，某位下肢骨折的患者，为获得更多的赔偿，总是主诉疼痛，而且主诉的症状与伤情严重程度明显不符。经过治疗和精心护理，骨折基本愈合后，患者仍坚持卧床，生活也依赖他人照料。这是一种继发性获益心理的表现，如果这种心理不断强化，轻者可使创伤的康复过程明显延长，严重者可发展为终身的"社会心理性残疾综合征"，给家庭、社会带来巨大负担。

（3）创伤后应激障碍（post-traumatic stress disorder，PTSD）：又叫延迟性心因性反应，是指由于受到异乎寻常的威胁性、灾难性心理创伤，导致延迟出现的或者长期持续存在的心理障碍，是创伤后心理失衡的状态。PTSD通常在创伤事件发生1个月后出现，也可在事发后数月至数年间延迟发作，其核心症状为：闯入性症状、回避症状、激惹性增高症状、认知与心境持续地负性改变。不同群体、不同应激事件所致PTSD的临床表现不完全相同。且PTSD可以共病焦虑、抑郁、物质依赖等多种精神疾患。

（4）创伤后成长（post-traumatic growth，PTG）：个体经历创伤性事件后，除负性心理体验，还可产生一系列积极心理变化，如创伤后成长，是指在与创伤性事件或情境进行抗争后体验到的心理方面的正性变化。创伤后成长强调创伤后个体自我恢复和自我更新的能力，对创伤患者创伤后成长水平的关注将为如何更有效地激发成长以及恢复和提升创伤者的身心功能提供有益的指导。

（三）心理护理措施

1. **心理危机干预**　个体遭遇危机事件后，身心遭受双重打击，易发生心理失衡，精神高度紧张，处于崩溃的边缘。护士需及时采取以下危机干预措施：①设法分散患者注意力，鼓励其多参加一些行之有效的娱乐活动、简单的操作性训练；制订操作性训练目标时，应依据具体情况，使患者经努力易达到，以缓解其负性情绪，看到康复的希望。②护士在患者面前应保持镇静，充分尊重、同情、理解患者，鼓励其倾诉，并耐心倾听，接受患者合理的情感和行为宣泄，使患者得到良好暗示，以利于其树立康复的信心。

2. **调整认知评价**　针对创伤患者早期及康复期出现的各种生理、心理反应，可进行"创伤反应正常化"的心理宣教，告知患者这些反应是个体在危机事件发生之后，身体所迸发出的正常的应激反应，是有机体自然的加工过程，是对非正常事件的正常反应，从而调整患者对创伤及创伤后反应的认知评价，学会接受与适应变化。

3. **利用社会支持**　患者的康复过程虽然属于其个人行为，但不能脱离家庭成员和亲朋好友的关心、帮助、鼓励和支持。良好的亲情、友情，特别是家庭成员的陪伴和支持可增加患者的安全感和归属感，有助于患者恢复适宜的心理状态。因此，护士要了解患者的社会支持系统，鼓励其主动寻求有效的社会支持，提高社会支持利用度，从而提高社会适应能力，减少患者对自身价值、经济负担诸方面的顾虑。

相关链接　　　　　　　自我沉浸视角和自我抽离视角

截至 2015 年 6 月 13 日，"东方之星"号客轮翻沉事件遇难人数据统计共 442 人，仅 12 人生还，对幸存者的心理危机干预将成为后期医疗救治工作的重点。当人们遭遇负性事件，产生负性情绪时，都会回忆当时的场景，并尝试去理解当时的情景，重新反省产生负性情绪的原因。然而，自我反省视角的不同导致了个体对负性事件的反省会产生积极或消极两种结果。自我反省视角分为自我沉浸视角和自我抽离视角。

研究发现，自我沉浸视角加工方式会导致更多的自我相关情绪体验。这是因为自我沉浸视角将个体的注意力狭窄地聚焦于当时的细节和感受。采用自我沉浸视角加工负性事件的个体在脑海中回想当时的场景时就像再次回到了事件发生的时间和地点，每一个细节都是那么的清晰，如同事件再次发生在个体身上一样。其实，这样重复描述、体验既往灾难事件，会导致二次创伤。而自我抽离视角是个体分离自我和发生在自己身上的事件，以旁观者的视角审视和理解自己过去的经历。研究认为，自我抽离视角不仅能缓解抑郁、焦虑和愤怒等负性情绪，而且在减少基本归因错误、做出合理推理等方面都有一定的积极作用。因此，对于负性经验，采取自我抽离视角才更有利。当遭遇创伤的个体不能自发地采取自我抽离的视角来审视自己所经历的负性事件时，就需要医护人员引导他们逐步与这些负性事件拉开"心理距离"，从负性事件中抽离出来。

（徐　娜）

　　本章主要介绍了心理护理的概念、心理护理的实施形式、心理护理的程序及各类患者的心理护理。心理护理指在整个护理过程中，护理工作者通过各种技巧和途径，运用心理学的理论和技能，积极有效地影响患者的心理状态和行为，促进健康的一种护理方法。心理护理的实施形式可分为个性化与共性化心理护理，有意识与无意识心理护理。心理护理的实施程序包括五个步骤：心理护理评估、确立心理护理诊断、制订心理护理计划、实施心理护理计划、评价心理护理效果。临床不同年龄阶段、不同疾病的患者有不同的心理特点，护理工作者应掌握不同患者的心理特点，采取有针对性的心理护理措施，促进病人早日康复。

复习参考题

1. 简述心理护理的概念。

2. 简述心理护理的实施形式。

3. 简述心理护理的程序。

第九章　护士心理健康与维护

9

09章

学习目标	
掌握	护士工作应激源；护士心理健康的维护策略。
熟悉	护士应激反应；影响护士应激反应的主要因素。
了解	护士心理健康状况。

护士是为人类健康服务的特殊职业群体，他们不仅要具有高尚的情操，丰富的专业知识和熟练的临床技能，还要具备健康的心理状态。护士心理健康水平的高低直接影响护理工作质量，进而影响患者的治疗和康复，同时也影响护士自身的健康。因此，护士职业群体的心理健康与维护不容忽视。

第一节　护士心理健康状况

护士心理健康状况的研究主要聚焦于护士的职业紧张、职业倦怠、心理问题等方面。国内学者对护士心理健康状况的研究可概括为以下几个方面。

1. **护士心理健康水平低于国内一般人群**　国内很多研究采用 SCL-90，简明心境量表（POMS）对护士的心理健康状况进行调查分析。总体来看，护士的 SCL-90 量表总分及阳性项目数高于常模，表明护士的心理健康状况低于全国平均水平，主要表现为躯体化、焦虑、抑郁、强迫、人际关系敏感、敌对等症状。

2. **工作压力大的科室护士心理健康水平低**　急诊科、ICU、精神科、儿科等科室的护士长期处于危重患者多、抢救多、变化快、自身工作风险性大的环境，心理健康水平明显低于其他科室护士。有调查显示，急诊科护士心理健康状况低于普通内外科护士。

3. **护士心理健康水平有年龄、性别、地域差异**　有关职业倦怠的研究证实，年轻护士职业倦怠程度高，而中年护士随着年龄、工作年限的增长，在情感耗竭和人格解体两因子方面得分增高。这可能是由于护士工作量大，任务繁重，工作模式单一，且要求高，稍有不慎就会造成严重后果，给护士造成严重的生理、心理压力，久而久之产生职业倦怠和心理问题。此外，男护士焦虑、抑郁水平较高，工作环境艰苦地区的护士心理健康水平较差。

护士的心理健康状况不佳将影响护士的躯体健康，降低护士的生活质量，如不能得到及时地缓解和解决，还会影响护理服务质量，出现护理差错，损害护患关系；同时也会影响护士从业自信，导致离职人数增加，造成护理队伍的不稳定。

相关链接	男护士的心理健康

相关链接　男护士的心理健康

2015 年一项对广东省 27 家三级综合医院的 628 名男护士进行离职意愿的调查研究发现：离职意愿处于较高程度以上的达 83.3%。影响男护士离职意愿的因素主要包括：

1. **对工作科室喜欢程度**　研究发现，对科室的喜欢程度越高，离职意愿越低；对科室的喜欢程度越低，离职意愿越高。这可能由于男护士对工作科室的喜欢程度越低，其工作压力越大，工作满意度越低，所以其离职意愿越高。

2. **学历**　学历越高，男护士的离职意愿越高；学历越低，离职意愿越低。可能原因是教育程度较高的男护士，可塑性强，敢于竞争，就业机会多，因此离职意愿较高。

3. 择业原因　择业原因是影响男护士离职意愿的重要因素。调查结果显示，部分男护士选择护理专业存在盲目性，因个人兴趣主动选择者只占 16.88%，因高考成绩限制、专业调剂或依从父母意愿等被动选择护理专业者较多。择业原因为个人兴趣的男护士比非个人兴趣的男护士离职意愿低。

第二节　护士常见的职业应激

护理工作具有较高的应激性，持续高水平应激对护士的身心健康和工作质量有显著的影响。因此，有必要了解护理人员工作应激的特征和规律，掌握控制应激的方法，从而增进护理人员的心身健康，提高护理工作质量。

一、护士工作应激源

护理工作作为一项特殊的工作，引起心身紧张的因素有很多。护士的工作应激源主要包括以下几方面。

（一）与护理工作性质有关的应激源

首先，由于护理服务对象的特殊性，护士在工作中必须时刻保持高度的警觉状态，以应对患者随时可能会出现的病情变化，确保患者各种需要的满足，促进患者的康复。其次，护理工作具有职业风险性，护士为减少或避免工作中的各种差错事故承受着巨大的压力。另外，护理工作的日夜轮班制度打破了护士常规的生活节律，造成长期睡眠不良，也从生理层面上加剧了护士的职业应激。

（二）与护理工作负荷有关的应激源

虽然护士队伍不断扩大，至 2015 年，全国医护比已达 1∶1.07，但与我国卫生部门要求的 1∶2，国际上要求的 1∶3 的水平还有距离。医院护士的编制不足，再加上人们对医疗卫生服务需求的日益增加，致使护理工作任务重，倒班频繁，护士往往因超负荷劳动而导致身心疲惫。长期超负荷的工作将会导致护士产生应激反应，影响其身心健康。

（三）与护理工作环境有关的应激源

医院是一个充满焦虑、紧张的工作环境，护士经常处于不良环境的刺激中。如各种细菌、病毒的威胁，各种噪音、异味和污染物的侵害，患者的病容、呻吟对感官的负性刺激，以及患者的濒死状态、死亡现象和生离死别场面，这些都会对护士造成巨大的心灵冲击，不仅可造成直接的、即时的心理应激，还会导致后续的继发性应激反应，对护理人员的心理健康产生持续的消极影响。

（四）与护理工作人际关系有关的应激源

护理工作中的人际关系主要包括护士与患者、患者家属、同事、上下级的关系，其中最基本的关系是护患关系。患者及其家属的角色特征决定了他们对病痛难以忍受，对突变难以理解，这些极容易造成患者、家属与医护人员的冲突。复杂的人际关系对护士提出较高要求，对患者心态的把握、沟通的技巧等都会影响和谐关系的建立。工作关系越复杂，角色冲突越明显，应激强度越大。

（五）与社会对护士期望有关的应激源

社会对"白衣天使"的期望高、需求多，对护理工作提出了很高的要求。但是在实际护理工作中，由于护士的人员短缺和超负荷的工作，面对饱受疾病折磨、心理状态不同、文化层次不同、个性特征不同的患者，护士虽已尽心尽力地工作，仍难满足他们的所有愿望，由此就会导致社会对"白衣天使"的偏见，忽视护士的努力和辛劳，不承认护士的价值，使护士不能得到充分肯定和补偿，形成心理失落感。再加上护士个人价值在护理工作中体现不足，在社会赞许、工资和奖金等方面缺乏应有的回报，这些都成为导致护士工作应激的因素，使其对工作不满意，导致心理压抑、失衡，影响心身健康。

（六）与护士工作 - 家庭冲突有关的应激源

护士的特殊工作性质常常会引发工作与照顾家庭的矛盾，成为应激源。有调查显示，临床护士年龄多在 20~55 岁，未婚女护士约 24%，已婚护士约 76%。护理工作"三班倒"的工作制度，扰乱护士的生活节奏，没有周末和节假日的规律休息，易造成工作与家庭生活中不同角色转换的冲突。另外，女护士在怀孕、生育、抚养孩子等特殊时期得到的照顾是有限的，这既需要护士本人的调节与适应，更需要家人的理解与配合，如果处理不好，就会给护士造成很大的心理压力，甚至动摇她们从事护理工作的信心。

二、护士应激反应

护理人员面对高强度的、持久的护理工作应激，如果不能进行积极有效的应对，很可能发生不良的应激反应。护理人员面对职业应激产生的应激反应主要有以下几方面。

（一）生理反应

包括头痛、乏力、心慌、胃肠不适、全身肌肉胀痛等多系统器官组织的主诉和症状。

（二）心理反应

包括焦虑、沮丧、不满、厌倦、心理疲惫、自尊心低、怨恨、冲动、人际关系恶化、抑郁及注意力难以集中等。

（三）行为反应

是指护士过多采用消极的应对方式所导致的行为后果，如频繁地就诊、吸烟、饮酒、使用或滥用麻醉药物或一般药物、饮食过度或厌食、放荡不羁、攻击等，极少数者可出现毁物、自伤、自杀行为。

（四）职业倦怠

护理工作应激过强或过度持久，使个体的体力和脑力消耗过度，超过了个体所能承受的限度，出现"心身耗竭综合征"（burnout syndrome，BS），也称职业倦怠（job burnout）。Maslach 将职业倦怠界定为个体在工作中对持续人际应激源的反应所引起的心理综合征，由情感耗竭、人格解体和个人成就感降低三个成分组成。情感耗竭是指个体感到情绪和生理的资源被掏空耗尽，没有活力，没有工作热情，感到自己的感情处于极度疲劳的状态，这是职业倦怠的基本维度和核心内容。人格解体是指个体刻意在自身和工作对象间保持距离，对工作对象和环境采取冷漠、忽视的态度，对工作敷衍了事，个人发展停滞，行为怪僻，提出工作调度申请等。个人成就感降低是指个体倾向于消极地评价自己，并伴有工作能力体验和成就体验的下降，认为工作不但不能发挥自身才能，而且是枯燥无味的繁琐事务。

护士是职业倦怠的高发群体。日本护士职业倦怠的发生率高达 25.9%，美国有半数以上的护理管理者体验低水平的工作倦怠，1/3 经历高水平的工作倦怠。国内护士职业倦怠感的发生率为 55.1%~59.1%。

问题与思考　　　　护士离职

《中国医疗卫生事业发展报告 2015》中一组数字反映了护士行业的现状：35 岁以上注册护士占比仅为 39.7%，工作 10 年以上的占比仅 47.2%，护士离职率为 10.2%~11.2%，有离职意愿的护士 56.94%。

思考：

1. 护士离职对护理工作有怎样的影响？

2. 有哪些措施稳定护士队伍？

三、影响护士应激反应的主要因素

影响护士应激反应及其程度的主要因素包括护士职业性质、护士工作经历、护士人格特征、护士应对方式、护士的社会支持等方面。

（一）护士职业性质

护理工作负荷过重、护理技术操作复杂、劳动强度高、精神负担重、频繁面对极端的工作场面、日常工作涉及复杂的生命伦理问题、护理工作的可控制性低等职业特点，造成了护士的长期应激状态。另外，护士的应激反应程度与工作环境中应激源的数量和强度成正相关。如医院内工作护士与社区护士相比工作压力更大；在急诊室、ICU 病房、精神科、儿科和传染科工作的护士比其他普通科室的护士压力更大；担负护士长工作比普通护士压力更大。

（二）护士的工作经历

实习护士因缺乏工作经验和应对复杂工作的能力，容易遭受挫折出现强烈的应激反应；

刚参加工作的护士，期望高、信心足，但碰到现实的困难很容易产生负性情绪反应；相反，有经验的护士，面对同样的工作应激源，能有效处理、从容应对，不容易产生应激反应。

（三）护士的人格特征

护士的人格特征对护理工作应激具有一定的调节作用。研究发现，A型人格、低自尊、神经质的护士应激程度较高。人格外倾的护士倾向于寻求新颖变化，对单调重复性的护理工作耐受性较低，较易发生应激反应；而人格内倾的护士倾向于回避变化不定的活动，对单调、重复的护理工作耐受性较高，较少出现应激反应。另外，怯懦、孤僻、狭隘等人格特征，容易使护士在面临压力时不能采取适当的应对策略，容易发生应激反应。

（四）护士的应对方式

研究表明，护士如能够采取积极的应对方式，如主动与别人讨论问题，向他人寻求帮助，着眼于问题的解决，多想事情积极有利的一面，在工作中的应激水平就低；反之，如果总是采取一些消极的应对方式，如回避问题、否认问题的存在、自责、幻想、吸烟酗酒、怨天尤人或者只考虑事物消极的一面，在工作中的应激就高。当然偶尔或暂时采用回避问题、否认问题等应对方式，也会暂时降低应激水平。护士随着工作经验的丰富，会逐渐学会根据不同的应激源采取灵活的应对方式，从而可以有效地降低应激水平。

（五）护士的社会支持

社会支持在缓解护士工作应激中的作用不容忽视。来自于父母、配偶、恋人、亲戚、朋友等家庭成员的理解、帮助和支持，可以使护士在工作之外得到精神和情绪上的缓冲，享受到家庭的温暖，从而有效减轻护士的应激反应。同样，来自于同事、领导、社会大众对护理工作的理解和支持也对缓解护士的应激反应具有重要作用。同事在一起交流探讨工作，可以帮助护士获得应对各种应激的技巧，得到化解各种矛盾的启示，提高预测应激发生的能力。另外，管理者重视护理工作，有效解决护士工作环境下的工作负荷、人际交往、角色压力、工作控制体验、职业发展、劳动所得等护士的切身问题，无疑对减轻护士工作应激有积极意义。

相关链接　　　工作应激理论

　　1. 个体-环境匹配理论　是工作应激研究领域中运用最多、得到最广泛接受的理论之一。该理论认为：引起应激的因素不是单独的环境因素或个人因素，而是个人与环境相联系的结果。工作应激是由于个体能力与工作要求不匹配引起的。个体-环境匹配理论将能够引起应激的工作环境和个人特点结合起来考察，能较全面地解释应激产生的原因。

　　2. 工作需求-控制模式　是由 Karasek 在 1979 年提出来的，它也是工作应激研究中应用最广泛的理论之一。该理论认为：有两种工作环境影响了工作者的健康水平和工作质量，它们分别是工作需求和工作控制。工作应激来源于它们两者之间的联合作用或交互作用。工作者在高需求-低控制的工作环境中应激最大，而低需求-高控制的工作环境中应激最小。高需求-高控制的工作是积极的工作，而低需求-低控制的工作是消极的工作。Karasek 和 Theorell（1990）对模型进行了重新定义。他们在模型中加入了社会支持变量，从而形成了工作需求-控制-社会支持模式。这一模型认为，工作者在高需求、低控制、低社会支持的工作环境下，工作应激最大。

第三节　护士心理健康的维护策略

护理工作的服务对象是人，工作任务重，技能要求高，经常要面对身心失衡、求医心切患者的冲动性言行，护士承受着巨大的心理压力，长期如此，则严重影响护士的心身健康和临床工作质量。因此，维护护士的心理健康具有十分重要的意义。

护士心理健康的维护应从内外两方面制订维护策略。首先，针对造成问题的外部应激源进行处理，即减少或消除不适当的管理和环境因素；其次，处理应激所造成的反应，即情绪、行为及生理等方面症状的缓解和疏导；最后，应增强护士自身的心理调节能力，即改变不合理的观念、行为模式和生活方式。护士心理健康维护和发展的组织策略、个人策略如下。

一、维护和发展护士心理健康的组织策略

维护和发展护士心理健康，各级各类医疗护理机构作用巨大，主要的策略如下。

（一）社会支持

社会支持不但能对应激状态下的个体提供保护，即对应激起缓冲作用，而且对维持良好情绪具有重要意义。社会支持包括来自家庭和朋友的支持、来自上级领导的认同和鼓励。各级领导应给予护士群体关心和重视，鼓励护士正确面对工作中的问题，以积极乐观的心态适应环境。护士应充分利用社会支持，提高对成功的体验和自我成就感、满足感。新闻媒体的宣传也要间接地发挥社会支持的作用，要广泛宣传护理工作的重要性、科学性、艺术性，报道无私奉献、默默辛劳的护理工作者，大力宣扬典型人物，使公众了解护士行业，形成全社会尊重护士的良好风尚，提高护士的社会地位。

（二）营造人性化工作环境

医院管理者应建立以人为本，积极健康的医院文化，重视和尊重护士。理解护理人员工作中的难处，并积极地寻求相应的解决措施，从根源上解决护理人员的困难。对于护士在日常工作中出现的失误，尽可能避免当众批评，保护其自尊心，选择合适的地点、合适的时间进行教育。

人性化管理不是宽松管理，其管理的实质是追求制度管理与人性化管理的有效结合。要求管理者不要将护士当做完成护理工作的一部机器，而要充分地重视其心理需求。护士长作为护士的直接领导，应注意观察护士的工作情况，及时缓解其工作压力，对待年轻护士要耐心引导，努力为其创造实践的条件，激发年轻护理人员的工作激情。

应为护士营造宽松、愉悦、团结、奋进的工作氛围，提供人文关怀；培养缜密、热情、精细、顽强、幽默的工作团队；通过具体的心理减压措施，如定期组织心理健康讲座、野外郊游、文艺表演等，放松心情，缓解压力。

（三）明确不同层次护士工作职责

随着护士队伍的壮大和发展，护士学历水平分层，相应的任务担当也应职责分明。目前护理人员分为护理员-基础护士-专科护士三个层次，明确相应的工作职责可充分挖掘护士的工作潜能，做到权责明确，降低劳动强度，增强各层次护士工作的使命感，有效降低其心理压力，提高护士工作满意度，提升护理服务内涵和质量。

（四）提高护士职业获益感

护士职业获益感是指护士在从业过程中感知到职业带给自身的收获和益处。认同从事护士职业能促进自我的全面成长。我国学者刘晓虹、胡菁等研究表明，职业获益感水平较高者能以其积极的职业认知和情感奉献职业，认同从事护理职业的诸多优势，压力适应有所提高，职业倦怠也随之淡化。

（五）提高护士心理调适能力

提高护士的心理调适能力可从以下几个方面着手：①举办心理学和心理健康教育方面的讲座，利用正念减压疗法（mindfulness-based stress reduction，MBSR）对护士进行减压训练，帮助护士采取积极的应对策略来解决其情绪困扰，改变不合理的信念；②提高护士自我护理意识，正确对待工作压力，如护理人员可以通过在QQ群、微信群、在宣泄室宣泄等方式释放自身压力，减轻心理负担；③提高护士感知自我和他人情绪的能力，掌握疏导负性情绪的方法，如有氧运动、听音乐、肌肉放松、散步、看喜剧等；④提高护士主动适应社会环境的能力。在遭遇困境时，能以积极的思考、乐观的心态控制自己，将增加心理健康的钥匙掌握在自己手中。在遭遇生活事件时，要拓宽应对策略，可采用正面词语法，用"我能行"、"我一定要"等正面词语自我激励，以积极进取的态度找到解决办法，摆脱消极情绪困扰。

相关链接　　　　正念减压疗法

正念减压疗法是在1979年由马萨诸塞大学医学中心的Kabat-Zinn教授以"正念（mindfulness）"为核心概念建立的一种关于压力管理的心理治疗方法。正念起源于很多宗教、文化和哲学传统，是一种东方冥想练习中的集中注意力的方法，指不加任何判断而全身心地关注自身的体验，是一种平稳不被干扰、警觉和清晰的清醒意识状态。

正念减压疗法是以正念为基础的压力管理疗法，在训练过程中鼓励练习者运用自身内部的资源和能量积极主动地去关注自己，目的是使身体得到更大的放松，心灵上更加平和，生活得到更好的平衡。这种训练包括"身体扫描、坐式冥想、瑜伽练习"三种技术。其中"身体扫描"是指将注意力逐步从脚部向头部转移，不带任何批判性地将注意力集中于身体每个部位的感觉和感受，同时注意有节奏的呼吸和身体的放松感受；"坐式冥想"包括对呼吸或腹部随着呼吸而产生的起伏进行注意，同时也是一种对思想中不断涌现的认知、想法以及分心事件进行完全客观的识别的状态；"瑜伽练习"包括呼吸练习和为了放松及强壮肌肉骨骼系统而设计的简单拉伸等肢体姿势练习。

标准的正念减压训练既包括专家现场指导进行的训练，也包括作为家庭作业的独立作业，共八周，每周进行六天，每天至少45分钟，但也可以根据实际情况延长或缩短时间。

（六）建立心理督导机制

应完善督导管理制度，维持护士的心理健康。如在护理人员电子档案中增加护士的心理健康状况，将护士的心理健康以信息化的形式记录下来，并根据护士心理状态的变化不断更新改进。一方面，护理管理者可以根据护理人员的心理变化及时对其进行心理疏通；另一方面，护理管理者能够迅速掌握第一手资料，为护理人才的选拔、培养提供依据。护理管理者能够从人力资源管理的角度，对每一位护士的性格特征、心理健康水平、能力、兴趣爱好等进行了解，做到知人善用。

组织心理咨询小组或借助心理咨询机构对护士的心理健康加以维护，采取个人、小组、团体等形式，定期咨询，对突发事件引发的心理危机建立心理干预方案。

（七）增加护士心理弹性

心理弹性是指个体普遍具有的一种潜能，是面对逆境、创伤、灾难、威胁及其他生活重大压力时的成功适应和良好发展。心理弹性是职业倦怠的重要预测因素，高弹性个体表现为较高的职业效能和较低的职业倦怠水平。

心理弹性可直接影响职业倦怠，也可通过积极情绪间接对职业倦怠起保护作用，这提示积极情绪在心理弹性与职业倦怠间扮演着重要角色。随着时间的延长，个体体验到的积极情绪可叠加并能构建诸多个人资源，如增强积极信念、生活目标、社会支持及减轻疾病症状等；反之，增长的诸多个人资源又可增强个体的生活满意度，降低情绪焦虑症状，使个体保持程度较好的积极情绪和心理状态，进而降低职业倦怠的发生。

问题与思考　　　　护士职业倦怠

一位刚刚工作了两年的护士陈洁（化名）曾经向记者说过："刚开始从事这份工作时，热情饱满，积极性很高，但随着工作时间的增长，渐渐就失去了对这份工作原有的热情。"

陈洁告诉记者："护士被人们称之为白衣天使，但说穿了，我们也是再普通不过的人。医院里除了妇产科外，其他大多数地方都被一种负面的情绪所充斥。我所在的重症监护室，更是每天都要亲眼目睹患者的痛苦与家属的焦虑、悲伤，这些情绪无时无刻不在影响着我。当看到一个个浑身是血昏迷不醒的人被抬进手术室，我甚至在床上睡觉时脑海中都会浮现这种场面，曾几何时让我觉得无比高尚的职业，在短短两年的时间里，原有的信念就开始有了动摇。"

负性情绪滋长会导致护理工作者对职责的疏离。陈洁叹着气说："这种动摇不仅仅是出于某种无法替患者解除病痛的无力感，更深层次的原因是，以往的信心以及心理承受力已经被击垮。"

思考： 怎样从增加心理弹性的角度应对职业倦怠？

二、维护和发展护士心理健康的个人策略

（一）充分认识护士职业的特点

护理专业性质特殊，护士属高职业应激群体，承受超负荷的工作、处于长期紧张状态，体验较多人际关系的冲突和内心期望与现实差距所造成的压力，护士如果没有对职业应激特点的正确认识，势必造成心理落差，从而影响心身健康，降低生活质量和工作绩效。

（二）实践中锤炼个人心理品质

职场锻炼为护士提高个人心理素质提供机会。热爱护理专业，以为人类健康服务为己任，树立正确的人生观、价值观，是培养优良心理品质的基础。另外，在掌握专业知识和操作技能的同时，还应加强心理学、社会学、人际关系学等人文知识的学习；工作中注意发挥自己良好的心理特点，扬长避短，将消极情绪转化为积极情绪，增加心理弹性，以热情、愉快、饱满的情绪给患者以正能量，提升患者满意度，使护士在工作能力发展的同时个人优良心理品质得以同步发展。

（三）建立良好的人际关系

护士的人际关系是护士外界支持系统，主要包括护患关系、同事关系、家庭关系、社会各界人群的关系。当护士面对职业压力时，良好的人际关系、外界支持可缓解情绪疲惫感及工作冷漠感，也可增加护士的个人成就感，有利于提高心理适应能力。

护患关系是做好护理工作的基础，护士首先要取得患者的信任，用饱满的热情和充沛的活力感染患者，善于沟通，重视患者的需求；同事之间高效、融洽、信任的团队合作关系，起到相互支持、互尊互爱的合力作用，共同为患者的健康尽职尽责。

护士与家人的关系对护士在职场的发挥有重要影响。有研究者采用工作家庭支持量表和职业成长量表，对护士进行问卷调查，结果显示，护士工作-家庭支持与职业成长呈正相关，工作-家庭支持能够提高护士的工作满意度和工作投入，促进护士的职业发展。护士处理好与家人的关系，得到理解支持，是维护心理健康的策略之一。

（四）合理规划职业发展

职业规划可帮助护士维持良好的职业状态，使其在面临职业压力及困境时不易轻言放弃，

不断激励自己朝新的目标迈进，保持职业兴趣，减少职业倦怠的发生。一方面，护理管理者应提供给护士更多的学习和事业发展机会，促进护理队伍的学历层次和工作技能的提高；另一方面，护士根据个人需要、能力，制订具体、可实现、阶段性的个人职业发展目标，有目标有动力，就有了克服困难的力量，在目标实现中获得更多的个人成就感，体现可持续发展的个人价值。

（五）学会自我调节，保持身体健康

护理人员要学习自我调节的方法，以应对工作应激及工作倦怠。护士应主动学习适合于自己的放松技术，从而缓解工作压力。各种运动项目包括乒乓球、跑步、瑜伽、健身操、游泳、登山等，使护士工作之余既能得到心理放松，缓解压力，又能提高体能，保证有充足的精力投入到工作中。

护士有意识地培养兴趣爱好，培养自我欣赏、自我肯定的性格特点，对缓解情绪困扰、平复心态有着积极的意义。护士要善于倾诉，利用各种交互平台进行情感交流，及时解决焦虑、抑郁等心理问题。

（曹卫洁）

学习小结

本章的主要内容包括护士职业应激、护士心理健康状况、护士心理健康维护策略三方面。护士工作应激主要来自六个方面。应激反应主要体现在生理、心理、行为和职业倦怠等方面。影响护士应激反应的主要因素有职业性质、护士工作经历、护士人格特征、护士面对应激时的应对技巧，以及来自家庭、社会的支持。加强社会支持、营造人性化工作环境、提高护士的心理调适能力、建立心理督导机构等是维护护士心理健康的组织策略；充分认识自身职业的应激特点、在护理工作中锤炼个人心理品质、建立良好的人际关系、合理规划个人职业发展、学会自我调节保证身体健康是维护护士心理健康的个人策略。

复习参考题

1. 护理职业应激有哪些？

2. 护士心理健康维护的具体策略有哪些？

参考文献

<<<<<< 1. Burl. E. Gilliland，Richard. K. James，et al. 危机干预策略 . 肖水源，等译 . 北京：中国轻工业出版社，2000.

<<<<<< 2. 崔景贵 . 解读心理教育：多学科的视野 . 北京：高等教育出版社，2004.

<<<<<< 3. 段鑫星，程婧 . 大学生心理危机干预 . 北京：科学出版社，2006.

<<<<<< 4. 周郁秋 . 护理心理学 . 第2版 . 北京：人民卫生出版社，2007.

<<<<<< 5. 崔光成 . 心理学导论 . 北京：人民卫生出版社，2009.

<<<<<< 6. 姜乾金 . 医学心理学 . 第2版 . 北京：人民卫生出版社，2010.

<<<<<< 7. 庞娇艳，柏涌海，唐晓晨，等 . 正念减压疗法在护士职业倦怠干预中的应用 . 心理科学进展，2010，18（10）：1529-1536.

<<<<<< 8. 蒋继国 . 护理心理学 . 第2版 . 北京：人民卫生出版社，2011.

<<<<<< 9. 杨艳杰 . 护理心理学 . 第3版 . 北京：人民卫生出版社，2012.

<<<<<< 10. 曹枫林 . 护理心理学 . 第3版 . 北京：人民卫生出版社，2013.

<<<<<< 11. 沈健 . 护理心理学 . 第2版 . 上海：同济大学出版社，2013.

<<<<<< 12. 姚树桥，杨彦春 . 医学心理学 . 第6版 . 北京：人民卫生出版社，2013.

<<<<<< 13. 马存根 . 医学心理学 . 第4版 . 北京：人民卫生出版社，2014.

<<<<<< 14. 胡佩诚，蒋继国．医护心理学．第3版．北京：北京
大学医学出版社，2014.

<<<<<< 15. 姜乾金．医学心理学．第3版．北京：人民卫生出版
社，2015.

<<<<<< 16. 薛翠翠，刘均娥，苏娅丽等．乳腺癌康复者自我形象
的团体接纳与承诺干预方案构建及其初步验证．中国
护理管理，2015，15（1）：8-12.

<<<<<< 17. 曾莉，胡德英．我国护士心理健康维护现状及对策．
医学与社会，2015，（28）：77-80.

<<<<<< 18. 杨艳杰．护理心理学．第4版．北京：人民卫生出版
社，2016.

<<<<<< 19. 张娜芹，刘均娥．乳腺癌患者心理教育干预的研究进
展．中国护理管理，2016，16（4）：555-559.

<<<<<< 20. 戴维·伯恩斯，李亚萍．伯恩斯新情绪疗法．北京：
科学技术文献出版社，2016.

<<<<<< 21. Virtual Medical Centre.Psychoeducation.[2017-
06-19].https://www.myvmc.com/treatments/
psychoeducation/

<<<<<< 22. 胡菁，刘晓虹．护士职业获益感对职业倦怠的影响研
究．护理研究，2016，30（2）：160-163.

附 录

附录一 常用的心理测验问卷

艾森克人格问卷（成人版）

指导语：下面将要给你呈现一系列问题，请你回答自己的情况"是"（选①）或"不是"（选②）。这里没有对你不利的题目，答案也无所谓正确与错误。

请尽快回答，不要在每道题目上想很长时间。回答时不要考虑应该怎样，只回答你平时是怎样的。每题都要回答。

①是　②不是　1. 你是否有广泛的爱好？

①是　②不是　2. 在做任何事情之前，你是否都要考虑一番？

①是　②不是　3. 你的情绪时常波动吗？

①是　②不是　4. 当别人做了好事，而周围的人认为是你做的时候，你是否感到洋洋得意？

①是　②不是　5. 你是一个健谈的人吗？

①是　②不是　6. 你曾经无缘无故地觉得自己"可怜"吗？

①是　②不是　7. 你曾经有过贪心使自己多得份外的物质利益吗？

①是　②不是　8. 晚上你是否小心地把门锁好？

①是　②不是　9. 你认为自己活泼吗？

①是　②不是　10. 当你看到小孩（或动物）受折磨时是否感到难受？

①是　②不是　11. 你是否常担心你会说出（或做出）不应该说或做的事？

①是　②不是　12. 若你说过要做某件事，是否不管遇到什么困难都要把它做成？

①是　②不是　13. 在愉快的聚会中你是否通常尽情享受？

①是　②不是　14. 你是一位易激怒的人吗？

①是　②不是　15. 你是否有过自己做错了事反倒责备别人的时候？

①是　②不是　16. 你喜欢会见陌生人吗？

①是　②不是　17. 你是否相信参加储蓄是一种好办法？

①是　②不是　18. 你的感情是否容易受到伤害？

①是　②不是　19. 你是否服用有奇特效果或是有危险性的药物？

①是　②不是　20. 你是否时常感到"极其厌烦"？

①是　②不是　21. 你曾多占多得别人的东西（甚至一针一线）吗？

①是　②不是　22. 如果条件允许，你喜欢经常外出（旅行）吗？

①是　②不是　23. 对你所喜欢的人，你是否为取乐开过过头的玩笑？

①是　②不是　24. 你是否常因"自罪感"而烦恼？

①是　②不是　25. 你是否有时候谈论一些你毫无所知的事情？

①是　②不是　26. 你是否宁愿看些书，而不想去会见别人？

①是　②不是　27. 有坏人想要害你吗？

①是　②不是　28. 你认为自己"神经过敏"吗？

①是　②不是　29. 你的朋友多吗？

①是　②不是　30. 你是个忧虑重重的人吗？

①是　②不是　31. 你在儿童时代是否立即听从大人的吩咐而毫无怨言？

①是　②不是　32. 你是一个无忧无虑逍遥自在的人吗？

①是　②不是　33. 有礼貌爱整洁对你很重要吗？

①是　②不是　34. 你是否担心将会发生可怕的事情？

①是　②不是　35. 在结识新朋友时，你通常是主动的吗？

①是　②不是　36. 你觉得自己是个非常敏感的人吗？

①是　②不是　37. 和别人在一起的时候，你是否不常说话？

①是　②不是　38. 你是否认为结婚是个框框，应该废除？

①是　②不是　39. 你有时有点自吹自擂吗？

①是　②不是　40. 在一个沉闷的场合，你能给大家增添生气吗？

①是　②不是　41. 慢腾腾开车的司机是否使你讨厌？

①是　②不是　42. 你担心自己的健康吗？

①是　②不是　43. 你是否喜欢说笑话和谈论有趣的事情？

①是　②不是　44. 你是否觉得大多数事情对你都是无所谓的？

①是　②不是　45. 你小时候有过对父母鲁莽无礼的行为吗？

①是　②不是　46. 你喜欢和别人打成一片，整天相处在一起吗？

①是　②不是　47. 你失眠吗？

①是　②不是　48. 你饭前必定先洗手吗？

①是　②不是　49. 当别人问你话时，你是否对答如流？

①是　②不是　50. 你是否宁愿有富裕时间喜欢早点动身去赴约会？

①是　②不是　51. 你经常无缘无故感到疲倦和无精打采吗？

①是　②不是　52. 在游戏或打牌时你曾经作弊吗？

①是　②不是　53. 你喜欢紧张的工作吗？

①是　②不是　54. 你时常觉得自己的生活很单调吗？

①是　②不是　55. 你曾经为了自己而利用过别人吗？

①是　②不是　56. 你是否参加的活动太多，已超过自己可能分配的时间？

①是　②不是　57. 是否有那么几个人时常躲着你？

①是　②不是　58. 你是否认为人们为保障自己的将来而精打细算、勤俭节约所费的时间太
多了？

①是　②不是　59. 你是否曾想过去死？

①是　②不是　60. 若你确知不会被发现时，你会少付给人家钱吗？

①是　②不是　61. 你能使一个联欢会开得成功吗？

①是　②不是　62. 你是否尽力使自己不粗鲁？

①是　②不是　63. 一件使你为难的事情过去之后，是否使你烦恼好久？

①是　②不是　64. 你曾是否坚持要照你的想法去办事？

①是　②不是　65. 当你去乘火车时，你是否最后一分钟到达？

①是　②不是　66. 你是否容易紧张？

①是　②不是　67. 你常感到寂寞吗？

①是　②不是　68. 你的言行总是一致吗？

①是　②不是　69. 你有时喜欢玩弄动物吗？

①是　②不是　70. 有人对你或你的工作吹毛求疵时，是否容易伤害你的积极性？

①是　②不是　71. 你去赴约会或上班时，曾否迟到？

①是　②不是　72. 你是否喜欢在你的周围有许多热闹和高兴的事？

①是　②不是　73. 你愿意让别人怕你吗？

①是　②不是　74. 你是否有时兴致勃勃，有时却很懒散不想动弹？

①是　②不是　75. 你有时会把今天应该做的事拖到明天吗？

①是　②不是　76. 别人是否认为你是生气勃勃的？

①是　②不是　77. 别人是否对你说过许多谎话？

①是　②不是　78. 你是否对有些事情易性急生气？

①是　②不是　79. 若你犯有错误你是否愿意承认？

①是　②不是　80. 你是一个整洁严谨、有条不紊的人吗？

①是 ②不是 81. 在公园里或马路上，你是否总是把果皮或废纸扔到垃圾箱里？

①是 ②不是 82. 遇到为难的事情你是否拿不定主意？

①是 ②不是 83. 你是否有过随口骂人的时候？

①是 ②不是 84. 若你乘车或坐飞机外出时，你是否担心会碰撞或出意外？

①是 ②不是 85. 你是一个爱交往的人吗？

90 项症状自评量表（SCL-90）

指导语：以下列出了有些人可能有的病痛或问题，请仔细阅读每一条，然后根据最近一周内（或过去一段时间）下列问题影响你或使你感到苦恼的程度，选择对应的数值。请不要漏掉问题。

1. 头痛 　　　　　　　　　　　　　①从无②轻度③中度④偏重⑤严重

2. 神经过敏，心中不踏实 　　　　　①从无②轻度③中度④偏重⑤严重

3. 头脑中有不必要的想法或字句盘旋 ①从无②轻度③中度④偏重⑤严重

4. 头昏或昏倒 　　　　　　　　　　①从无②轻度③中度④偏重⑤严重

5. 对异性的兴趣减退 　　　　　　　①从无②轻度③中度④偏重⑤严重

6. 对旁人责备求全 　　　　　　　　①从无②轻度③中度④偏重⑤严重

7. 感到别人能控制你的思想 　　　　①从无②轻度③中度④偏重⑤严重

8. 责怪别人制造麻烦 　　　　　　　①从无②轻度③中度④偏重⑤严重

9. 忘性大 　　　　　　　　　　　　①从无②轻度③中度④偏重⑤严重

10. 担心自己的衣饰整齐及仪态的端正 ①从无②轻度③中度④偏重⑤严重

11. 容易烦恼和激动 　　　　　　　　①从无②轻度③中度④偏重⑤严重

12. 胸痛 　　　　　　　　　　　　　①从无②轻度③中度④偏重⑤严重

13. 害怕空旷的场所或街道 　　　　　①从无②轻度③中度④偏重⑤严重

14. 感到自己的精力下降，活动减慢 　①从无②轻度③中度④偏重⑤严重

15. 想结束自己的生命 　　　　　　　①从无②轻度③中度④偏重⑤严重

16. 听到旁人听不到的声音 　　　　　①从无②轻度③中度④偏重⑤严重

17. 发抖 　　　　　　　　　　　　　①从无②轻度③中度④偏重⑤严重

18. 感到大多数人都不可信任 　　　　①从无②轻度③中度④偏重⑤严重

19. 胃口不好 　　　　　　　　　　　①从无②轻度③中度④偏重⑤严重

20. 容易哭泣 　　　　　　　　　　　①从无②轻度③中度④偏重⑤严重

21. 同异性相处时感到害羞不自在 　　①从无②轻度③中度④偏重⑤严重

22. 感到受骗，中了圈套或有人想抓住你 ①从无②轻度③中度④偏重⑤严重

23. 无缘无故地突然感到害怕 　　　　①从无②轻度③中度④偏重⑤严重

24. 自己不能控制地大发脾气　　　　　　　①从无②轻度③中度④偏重⑤严重

25. 怕单独出门　　　　　　　　　　　　　①从无②轻度③中度④偏重⑤严重

26. 经常责怪自己　　　　　　　　　　　　①从无②轻度③中度④偏重⑤严重

27. 腰痛　　　　　　　　　　　　　　　　①从无②轻度③中度④偏重⑤严重

28. 感到难以完成任务　　　　　　　　　　①从无②轻度③中度④偏重⑤严重

29. 感到孤独　　　　　　　　　　　　　　①从无②轻度③中度④偏重⑤严重

30. 感到苦闷　　　　　　　　　　　　　　①从无②轻度③中度④偏重⑤严重

31. 过分担忧　　　　　　　　　　　　　　①从无②轻度③中度④偏重⑤严重

32. 对事物不感兴趣　　　　　　　　　　　①从无②轻度③中度④偏重⑤严重

33. 感到害怕　　　　　　　　　　　　　　①从无②轻度③中度④偏重⑤严重

34. 你的感情容易受到伤害　　　　　　　　①从无②轻度③中度④偏重⑤严重

35. 旁人能知道你的私下想法　　　　　　　①从无②轻度③中度④偏重⑤严重

36. 感到别人不理解你，不同情你　　　　　①从无②轻度③中度④偏重⑤严重

37. 感到人们对你不友好，不喜欢你　　　　①从无②轻度③中度④偏重⑤严重

38. 做事必须做得很慢以保证做得正确　　　①从无②轻度③中度④偏重⑤严重

39. 心跳得很厉害　　　　　　　　　　　　①从无②轻度③中度④偏重⑤严重

40. 恶心或胃部不舒服　　　　　　　　　　①从无②轻度③中度④偏重⑤严重

41. 感到比不上他人　　　　　　　　　　　①从无②轻度③中度④偏重⑤严重

42. 肌肉酸痛　　　　　　　　　　　　　　①从无②轻度③中度④偏重⑤严重

43. 感到有人在监视你，谈论你　　　　　　①从无②轻度③中度④偏重⑤严重

44. 难以入睡　　　　　　　　　　　　　　①从无②轻度③中度④偏重⑤严重

45. 做事必须反复检查　　　　　　　　　　①从无②轻度③中度④偏重⑤严重

46. 难以作出决定　　　　　　　　　　　　①从无②轻度③中度④偏重⑤严重

47. 怕乘电车、公共汽车、地铁或火车　　　①从无②轻度③中度④偏重⑤严重

48. 呼吸有困难　　　　　　　　　　　　　①从无②轻度③中度④偏重⑤严重

49. 一阵阵发冷或发热　　　　　　　　　　①从无②轻度③中度④偏重⑤严重

50. 因为感到害怕而避开某些东西、场合或活动　①从无②轻度③中度④偏重⑤严重

51. 脑子变空了　　　　　　　　　　　　　①从无②轻度③中度④偏重⑤严重

52. 身体发麻或刺痛　　　　　　　　　　　①从无②轻度③中度④偏重⑤严重

53. 喉咙有梗塞感　　　　　　　　　　　　①从无②轻度③中度④偏重⑤严重

54. 感到前途没有希望　　　　　　　　　　①从无②轻度③中度④偏重⑤严重

55. 不能集中注意力　　　　　　　　　　　①从无②轻度③中度④偏重⑤严重

56. 感到身体的某一部分软弱无力   ①从无②轻度③中度④偏重⑤严重

57. 感到紧张或容易紧张   ①从无②轻度③中度④偏重⑤严重

58. 感到手或脚发重   ①从无②轻度③中度④偏重⑤严重

59. 想到死亡的事   ①从无②轻度③中度④偏重⑤严重

60. 吃得太多   ①从无②轻度③中度④偏重⑤严重

61. 当别人看着你或谈论你时感到不自在   ①从无②轻度③中度④偏重⑤严重

62. 有一些不属于你自己的想法   ①从无②轻度③中度④偏重⑤严重

63. 有想打人或伤害他人的冲动   ①从无②轻度③中度④偏重⑤严重

64. 醒得太早   ①从无②轻度③中度④偏重⑤严重

65. 必须反复洗手，点数目或触摸某些东西   ①从无②轻度③中度④偏重⑤严重

66. 睡得不稳不深   ①从无②轻度③中度④偏重⑤严重

67. 有想摔坏或破坏东西的冲动   ①从无②轻度③中度④偏重⑤严重

68. 有一些别人没有的想法或念头   ①从无②轻度③中度④偏重⑤严重

69. 感到对别人神经过敏   ①从无②轻度③中度④偏重⑤严重

70. 在商店或电影院等人多的地方感到不自在   ①从无②轻度③中度④偏重⑤严重

71. 感到任何事情都很困难   ①从无②轻度③中度④偏重⑤严重

72. 一阵阵恐惧或惊恐   ①从无②轻度③中度④偏重⑤严重

73. 感到在公共场合吃东西很不舒服   ①从无②轻度③中度④偏重⑤严重

74. 经常与人争论   ①从无②轻度③中度④偏重⑤严重

75. 单独一人时神经很紧张   ①从无②轻度③中度④偏重⑤严重

76. 别人对你的成绩没有作出恰当的评价   ①从无②轻度③中度④偏重⑤严重

77. 即使和别人在一起也感到孤单   ①从无②轻度③中度④偏重⑤严重

78. 感到坐立不安心神不定   ①从无②轻度③中度④偏重⑤严重

79. 感到自己没有什么价值   ①从无②轻度③中度④偏重⑤严重

80. 感到熟悉的东西变成陌生或不像是真的   ①从无②轻度③中度④偏重⑤严重

81. 大叫或摔东西   ①从无②轻度③中度④偏重⑤严重

82. 害怕会在公共场合昏倒   ①从无②轻度③中度④偏重⑤严重

83. 感到别人想占你的便宜   ①从无②轻度③中度④偏重⑤严重

84. 为一些与性有关的想法而很苦恼   ①从无②轻度③中度④偏重⑤严重

85. 你认为应该为自己的过错而受到惩罚   ①从无②轻度③中度④偏重⑤严重

86. 感到要很快把事情做完   ①从无②轻度③中度④偏重⑤严重

87. 感到自己的身体有严重问题   ①从无②轻度③中度④偏重⑤严重

88. 从未感到和其他人很亲近   ①从无②轻度③中度④偏重⑤严重

	①从无②轻度③中度④偏重⑤严重
89. 感到自己有罪	①从无②轻度③中度④偏重⑤严重
90. 感到自己的脑子有毛病	①从无②轻度③中度④偏重⑤严重

焦虑自评量表

指导语：下面有20条文字，请仔细阅读每一条，把意思弄明白，然后根据您最近一星期的实际感觉，在适当的方格里画一个勾。每一条文字后有四个方格，表示：A 没有或很少时间；B 少部分时间；C 相当多时间；D 绝大部分或全部时间。

A B C D

1. 我觉得比平常容易紧张或着急 □□□□
2. 我无缘无故地感到害怕 □□□□
3. 我容易心理烦乱或觉得惊恐 □□□□
4. 我觉得我可能将要发疯 □□□□
*5. 我觉得一切都很好，也不会发生什么不幸 □□□□
6. 我手脚发抖打颤 □□□□
7. 我因为头痛、颈痛和背痛而苦恼 □□□□
8. 我感觉容易衰弱和疲乏 □□□□
*9. 我觉得容易心平气和，并且容易安静坐着 □□□□
10. 我觉得心跳得很快 □□□□
11. 我因为一阵阵头晕而苦恼 □□□□
12. 我有晕倒发作，或觉得要晕倒似的 □□□□
*13. 我吸气呼气都感到很容易 □□□□
14. 我的手脚麻木和刺痛 □□□□
15. 我因为胃痛和消化不良而苦恼 □□□□
16. 我常常要小便 □□□□
*17. 我的手脚常常是干燥温暖的 □□□□
18. 我脸红发热 □□□□
*19. 我容易入睡并且一夜睡得很好 □□□□
20. 我做噩梦 □□□□

抑郁自评量表

指导语：下面有20条文字，请仔细阅读每一条，把意思弄明白，然后根据您最近一星期的实际感觉，在适当的方格里画一个勾。每一条文字后有四个方格，表示：A 没有或很少时间；B 少部分时间；C 相当多时间；D 绝大部分或全部时间。

A B C D

1. 我觉得闷闷不乐，情绪低沉 □□□□
*2. 我觉得一天之中早晨最好 □□□□

	A	B	C	D
3. 我一阵阵哭出来或觉得想哭	☐	☐	☐	☐
4. 我晚上睡眠不好	☐	☐	☐	☐
*5. 我吃得跟平常一样多	☐	☐	☐	☐
*6. 我与异性密切接触时和以往一样感到愉快	☐	☐	☐	☐
7. 我发觉我的体重在下降	☐	☐	☐	☐
8. 我有便秘的苦恼	☐	☐	☐	☐
9. 我心跳比平时快	☐	☐	☐	☐
10. 我无缘无故地感到疲乏	☐	☐	☐	☐
*11. 我的头脑跟平常一样清楚	☐	☐	☐	☐
*12. 我觉得经常做的事情并没有困难	☐	☐	☐	☐
13. 我觉得不安而平静不下来	☐	☐	☐	☐
*14. 我对将来抱有希望	☐	☐	☐	☐
15. 我比平常容易生气激动	☐	☐	☐	☐
*16. 我觉得作出决定是容易的	☐	☐	☐	☐
*17. 我觉得自己是个有用的人，有人需要我	☐	☐	☐	☐
*18. 我的生活过得很有意思	☐	☐	☐	☐
19. 我认为如果我死了别人会生活得好些	☐	☐	☐	☐
*20. 平常感兴趣的事我仍然照样感兴趣	☐	☐	☐	☐

附录二　与心理社会因素有关的护理诊断

1. 缺乏娱乐活动	2. 久坐的生活方式	3. 风险倾向的健康行为
4. 无效的健康维护	5. 无效的自我健康管理	6. 增强自我监控管理准备
7. 无效的家庭治疗	8. 压力性尿失禁	9. 失眠
10. 睡眠剥夺	11. 疲劳	12. 受损的家居保养
13. 自我忽视	14. 缺乏知识	15. 提高知识准备
16. 记忆障碍	17. 言语沟通障碍	18. 无能为力
19. 人类的尊严受损的风险	20. 孤独的危险	21. 不安的个人身份
22. 扰动个人身份的风险	23. 增强自我概念的准备	24. 慢性低自尊
25. 情境性低自尊	26. 慢性低自尊的风险	27. 情境性低自尊的风险
28. 不安的身体形象	29. 母乳喂养无效	30. 照顾者角色紧张
31. 照顾者角色紧张的危险	32. 增强的父母准备	33. 家庭功能失调
34. 打断家庭过程	35. 增强家庭准备的过程	36. 无效的关系
37. 加强关系的准备	38. 无效的关系风险	39. 父母角色冲突

40. 无效的角色表现	41. 社会交往障碍	42. 性功能障碍
43. 无效的行为模式	44. 无效的生育过程	45. 无效的生育过程的风险
46. 不安的母亲对胎儿的风险	47. 创伤后综合征	48. 创伤后综合征的危险
49. 强奸创伤综合征	50. 迁移压力综合征	51. 迁移压力综合征的风险
52. 无效的活动计划	53. 无效活动规划风险	54. 焦虑
55. 防御性应对	56. 无效的应对	57. 增强的应对
58. 妥协的家庭应对	59. 死亡焦虑	60. 无效的拒绝
61. 恐惧	62. 悲痛	63. 复杂的悲伤
64. 复杂悲伤的风险	65. 无力感	66. 无能为力的风险
67. 受损的个人能力	68. 压力过载	69. 婴儿行为紊乱
70. 决策冲突	71. 道德困境	72. 精神上的痛苦
73. 精神危机风险	74. 风险冲击	75. 暴力风险
76. 自残	77. 社会隔离	78. 受损的安慰

索 引